Les Cahiers Dr. Good! Michel Cymes

Marie-Christine Colinon

Mon moral, je le soigne !

Illustrations :
Camille Pagni (intérieur)
Kei Lam (couverture)

SOLAR EDITIONS

Sommaire

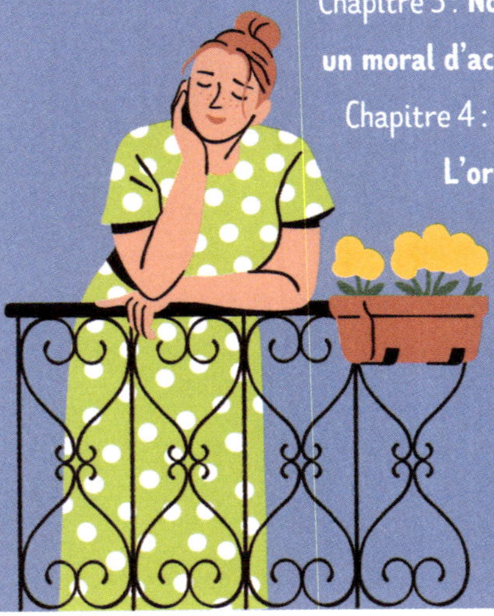

Le mot de Michel Cymes

Morose ? Las(se) ? Démotivé(e) ? Un coup de mou cela nous arrive à tous. Chacun connaît des jours avec et des jours sans. Les circonstances de la vie peuvent nous malmener et garder sa bonne humeur n'est pas toujours facile, comme l'a mis en lumière la récente pandémie.

Je vous apporte néanmoins quelques bonnes nouvelles. La première : quand on a le moral dans les chaussettes, le seul fait d'en être conscient est déjà une bonne chose, car cela invite à réagir. Deuxième good news : il est possible d'actionner des leviers – parfois plus simples et accessibles que vous ne l'imaginez – pour (re)conquérir et conserver un mental à toute épreuve. Les recours naturels pour résister au spleen sont très nombreux et vraiment efficaces, même si vous êtes hypersensible ou traversez une période délicate.

J'en suis convaincu et je vais tout faire pour vous en convaincre aussi : le bien-être psychologique s'entretient, comme la santé physique. On peut toujours voir du positif. Ainsi, 67 % des Français interrogés par l'étude Groupon, fin mars 2021, déclaraient que la pandémie leur avait fait apprécier beaucoup plus les petits moments simples de la vie. Alors, vous aussi, trouvez ce qui vous donne le sourire, faites-vous plaisir et mettez de votre côté toutes les chances d'être plus heureux demain qu'hier.

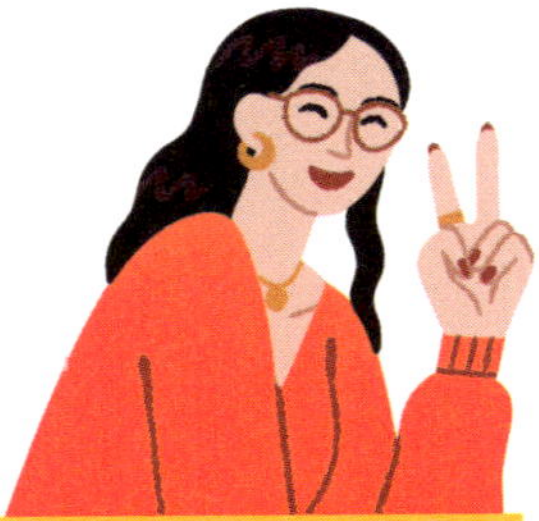

L'autodiagnostic

Quelle est votre météo intérieure ?

Ce petit test va vous permettre d'évaluer le niveau de votre moral. Et vous aiguiller pour trouver, parmi nos solutions, celles qui sont les mieux adaptées à votre profil.

Votre balance :

- Est en chute libre, vous n'avez pas d'appétit.
- N'a pas bougé depuis des lustres.
- Crève les plafonds, vous grignotez toute la journée.
- Fait le yoyo sans arrêt.

Le sommeil :

- Vous fuit.
- Est une perte de temps.
- Constitue votre refuge.
- N'est pas un problème pour vous.

Vous broyez du noir :

- Sans raison particulière.
- Parce que tout va de travers.
- Quand trop de soucis pleuvent.
- Parce que vous vous sentez impuissant(e).

Quand ça va mal :

- Vous en parlez à un(e) ami(e) afin qu'il (elle) s'apitoie sur votre sort.
- Vous vous dites « ça va passer ».
- Vous pensez « j'ai tout raté » et vous vous renfermez sur vous-même.
- Vous vous réfugiez dans la nature.

Vous essayez de vous concentrer :

- Vous arrivez à rester focus sans difficulté.
- Des idées parasites tournent dans votre tête.
- Vous avez l'impression de tenir moins longtemps qu'avant.
- C'est comme si votre cerveau ne répondait plus. Il fonctionne à 20 % de ses capacités.

Vous vous réveillez :

- Généralement du bon pied.
- Déjà fatigué(e).
- En larmes.
- D'humeur massacrante.

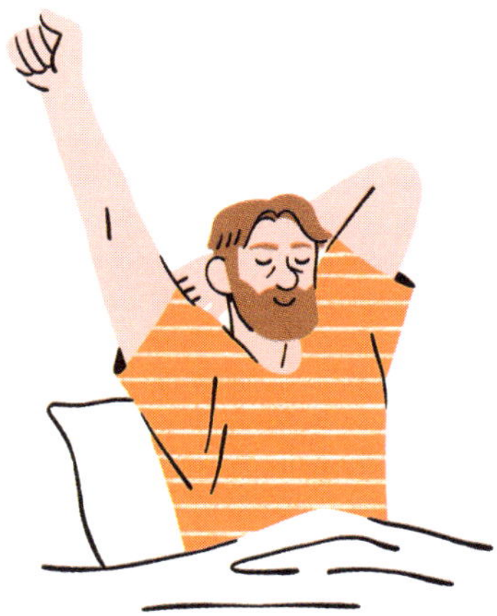

L'exercice physique :

- Est impossible à caser, c'est la course perpétuelle.
- Est une discipline quotidienne, car primordial pour votre équilibre.
- Est programmé au moins le week-end.
- Est abandonné, vous n'en avez plus l'énergie.

Vous sortez :

- De plus en plus pour vous étourdir.
- En vous forçant, pour vous changer les idées.
- De moins en moins, vous n'en avez pas envie.
- Rarement, vous êtes trop occupé(e).

Vous vous sentez triste :

- En vous réveillant.
- Rarement, vous êtes d'une nature enjouée.
- Par moments.
- Toute la journée.

Vos activités préférées :

- Ne vous disent plus rien.
- Vous n'avez plus l'énergie de vous y mettre.
- Vous ne savez pas ce qui vous plaît.
- Ah, si vous pouviez leur consacrer plus de temps !

Votre vie vous paraît :

- Bien pleine.
- Inutile.
- Pesante.
- Insatisfaisante.

Faites les comptes !

Vous avez une majorité de : Alternance d'éclaircies et de nuages (Profil 1)

Le baromètre de votre moral est assez variable. Nous avons tous mille et une sources de frustration ; il est tout à fait normal de traverser de petits passages à vide ou de se laisser aller parfois à du vague à l'âme. Cependant, vous semblez plus exaspéré que déprimé, et cela prouve que vous êtes plutôt bien armé pour surmonter les inévitables coups du sort. Tant que la colère gronde en vous, c'est bon signe : vous avez encore l'énergie de vous battre ! Point trop n'en faut non plus, nos conseils devraient vous aider à gérer les contrariétés avec plus de sérénité.

Vous avez une majorité de : Le ciel est gris (Profil 2)

Soucis financiers, déception affective… on dit qu'un ennui n'arrive jamais seul et vous êtes tout disposé à le croire. Certaines circonstances vous ont mis dans un état émotionnel vulnérable, à moins que ce ne soit simplement le rythme de vie effréné entre les enfants, le travail, les embouteillages, etc. Il est naturel de ressentir un coup de cafard quand tout semble se liguer contre nous. Tant que vous êtes encore capable de moments de joie, ce n'est pas dramatique. Néanmoins, il est temps de vous révolter ! Acceptez vos limites, cessez de vouloir tout assumer sans jamais demander de l'aide et suivez nos conseils 100 % naturels pour adopter la *slow life* et vite retrouver le plaisir de vivre.

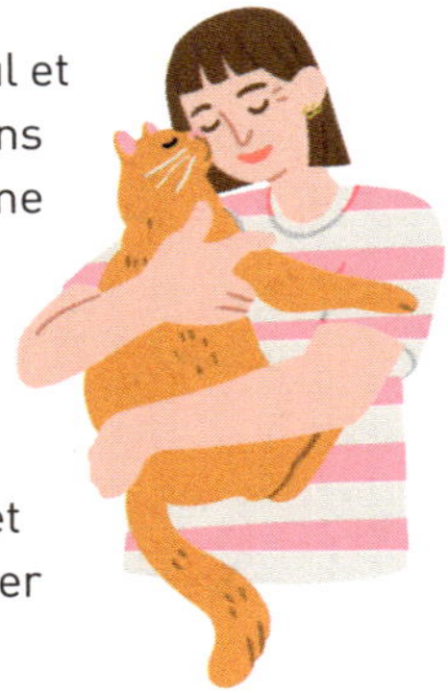

Vous avez une majorité de : Avis de tempête (Profil 3)

Ça ne va pas fort et vous avez beau savoir pourquoi, vous avez du mal à redresser la barre. Orage ou froid polaire, votre météo n'est guère optimiste. Être mélancolique à la suite d'un deuil ou d'un licenciement, c'est normal. Mais, quand le mal de vivre ne passe pas ou survient sans raison apparente, cela devient plus inquiétant. Vous dormez mal, mangez peu, et ne parvenez même plus à réfléchir ? Suivez vite nos conseils pour vous ressourcer. Et n'hésitez pas à demander le secours d'un professionnel, car il vous faut peut-être de l'aide pour remonter la pente.

Vous avez une majorité de : Grand soleil et ode à la joie (Profil 4)

Moralement, vous êtes au top et vous respirez une joie de vivre communicative. Avouez, vous avez acheté ce cahier pour quelqu'un d'autre ? À moins qu'ayant « déjà donné » vous ne soyez bien placé pour savoir que le moral fluctue et qu'il peut toujours être utile de s'armer en prévision des « périodes sans » ? En tout cas, même si chacun de nous traverse des hauts et des bas, vous êtes, semble-t-il, d'une nature à aimer la vie et à en profiter. Nos conseils vous aideront pour continuer à rayonner.

Partie 1

Le moral, de quoi on parle ?

Rire à gorge déployée, avoir le cœur qui bat la chamade... nos émotions s'accompagnent souvent de phénomènes physiologiques. Moins connu : elles peuvent en découler aussi. Biologie et psychologie s'entremêlent pour déterminer les ressources psychiques, mentales et émotionnelles qui gouvernent les fluctuations de notre moral. Décodons d'abord un peu cette partition extrêmement fine et complexe afin de mieux savoir en jouer.

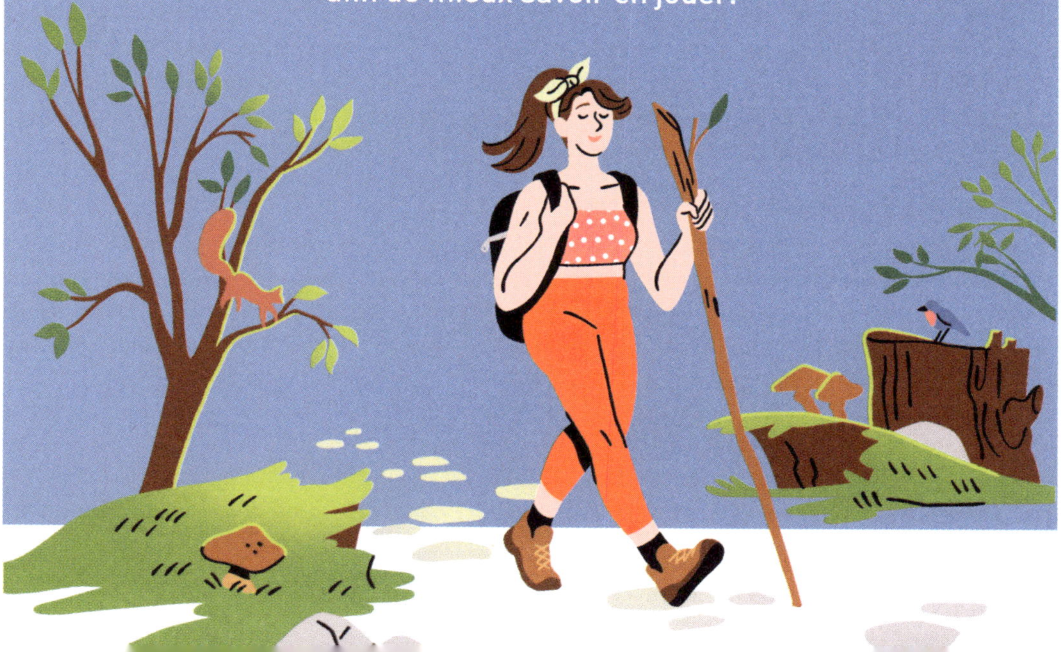

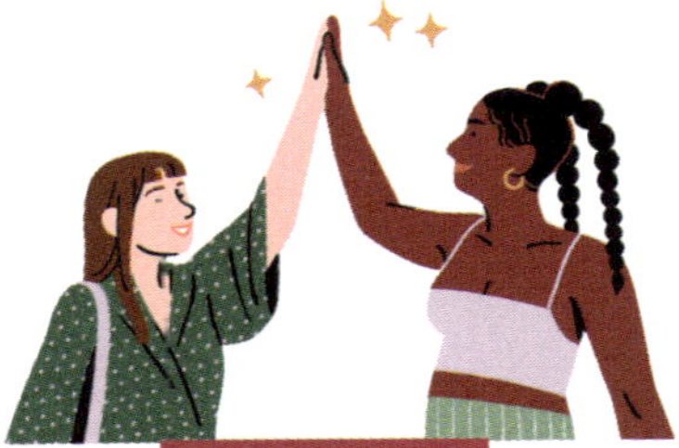

Chapitre 1

Le moral, comment ça marche ?

Pourquoi certains ont-ils tendance à voir le verre à moitié plein, et d'autres à moitié vide ? Et qu'est-ce qui fait que l'on se sent bien ou mal luné ? Ce n'est pas uniquement une question de psychologie. Notre humeur dépend aussi du véritable laboratoire qu'abrite notre corps.

À quoi tient notre humeur ?

Si on se réveille gai comme un pinson, ce n'est pas seulement parce que le soleil brille, que c'est jour de congé ou que l'on a rendez-vous avec l'élu de son cœur. Même si tous ces éléments entrent en ligne de compte. En effet, notre état d'esprit résulte d'un mix de plein d'influences dont nous n'avons pas conscience. Pourquoi les décrypter ? Parce qu'elles représentent autant de leviers sur lesquels agir les jours où notre bonne humeur est plutôt en berne. Une (petite) partie de notre psychisme se joue avant même notre naissance, une autre dans la façon dont se déroule notre enfance, mais il dépend aussi de phénomènes qui ont lieu dans notre tête... et même dans notre ventre. Car, en fonction de notre vécu, de notre personnalité et des événements, notre cerveau va réagir et placer le curseur sur beau temps ou ciel couvert. Embarquons pour un voyage dans les coulisses du sourire et des pleurs.

Ça travaille sous notre crâne

Le centre de contrôle de nos émotions est une véritable ruche, dans laquelle quantité de « secteurs spécialisés » œuvrent simultanément et en équipe. Ces équipes sont constituées de cellules propres au système nerveux, les neurones, qui sont activées par de minuscules impulsions électriques, le fameux « influx nerveux ». Ennui, énervement, joie ou découragement résultent du travail fourni par nos neurones.

Le cerveau limbique, siège de nos émotions

Une théorie très en vogue depuis les années 1970 décrit notre cerveau comme composé de trois étages. Au plus profond de la boîte crânienne, le cerveau le plus archaïque, dit reptilien, gouvernerait nos comportements les plus primitifs (respirer, manger, boire, se reproduire). Puis *Homo sapiens* aurait développé son cerveau limbique, celui auquel on attribue majoritairement nos émotions. Enfin, le néocortex, à la surface, aurait fait de nous des humains capables de raisonner et d'échapper à leurs instincts animaux. Notre bonheur et nos angoisses relèvent bien pour leur plus grande part de notre cerveau limbique, mais en réalité les trois cerveaux sont interconnectés en permanence.

ZOOM SUR LE CERVEAU

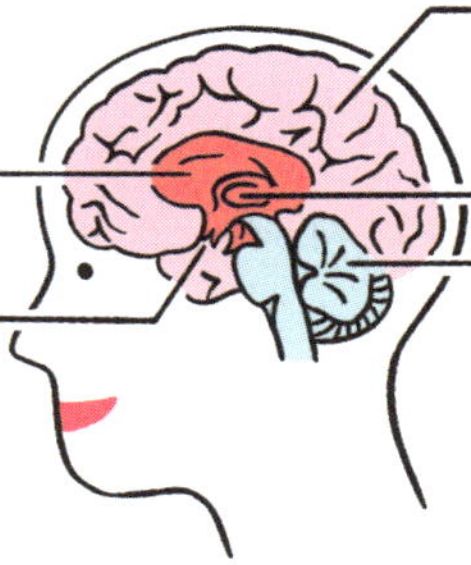

L'hypothalamus, plaque tournante de la communication corps-esprit

Zone minuscule du cerveau limbique, pesant à peine 4 g, l'hypothalamus est en fait un grand chef d'orchestre, qui permet l'adaptation de l'ensemble de l'organisme à son environnement. Il dirige donc de nombreuses fonctions (appétit, sommeil, etc.) et se charge, entre autres, de traduire les ondes émotionnelles en modifications corporelles. Pour ce faire, il règne sur des sécrétions hormonales (ocytocine, hormones sexuelles) directement ou par le biais de l'hypophyse (une glande logée à la base du cerveau). Son activation produit aussi des endorphines (sorte de morphine interne), donnant naissance aux ressentis du plaisir (chaleur, euphorie, bien-être).

Impliqué dans la gestion des émotions, l'hypothalamus l'est aussi dans notre mémoire (il se souvient des expériences agréables ou désagréables que nous avons vécues), dans la motivation, ainsi que dans l'olfaction. Pas étonnant si, comme la madeleine de Proust, l'odeur du pain grillé de notre enfance nous émeut à ce point !

IL VAUT MIEUX LE SAVOIR

On peut mettre notre cerveau en mode positif

Les chercheurs ont montré que le scanner cérébral d'une personne déprimée ne ressemble pas à celui d'une personne saine, les zones de son cerveau relatives au sentiment de malheur et à la perception du danger étant plus étendues et plus activées. Mais cet état n'est pas figé une fois pour toutes ! Notre cerveau évolue tout au long de notre vie, en réponse à nos différents apprentissages et entraînements. La science parle de « neuroplasticité ».

Le circuit de la récompense, tout le sel de la vie

À la jonction entre le cerveau émotionnel et le cerveau reptilien, siège de nos instincts de survie, ce circuit très complexe est capable de nous procurer du plaisir et suscite le désir de renouveler les expériences plaisantes. Tout ce qui nous est agréable active le circuit de la récompense : un rire partagé, un morceau de musique, un bon repas, etc. Il répond à la sollicitation de plusieurs substances chimiques... en déclenchant à son tour la sécrétion de certaines de ces molécules (appelées neurotransmetteurs). Ainsi, si l'on se sent aux anges quand on parle avec Pierre ou euphorique après une séance de jogging, c'est dû à une modification des sécrétions émises par le circuit de la récompense. Revers de la médaille : c'est également de sa faute si certains prennent trop goût au plaisir et sombrent dans l'addiction.

Ces neurotransmetteurs qui mènent le bal

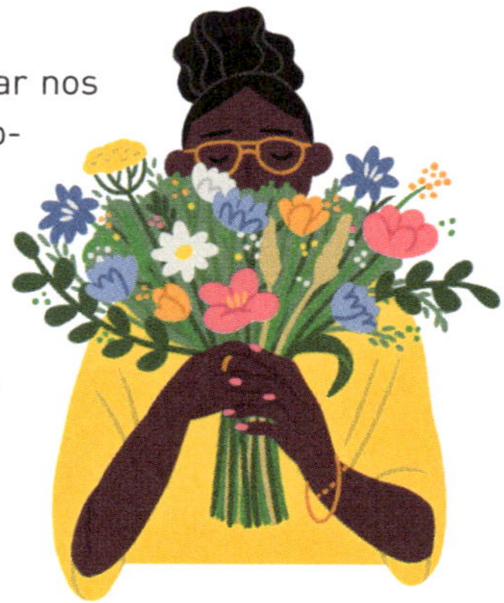

Y a-t-il une formule chimique du bonheur ? En quelque sorte, oui. Car nos états émotionnels résultent de toute une cascade de réactions physiologiques : nos neurones communiquent entre eux grâce à des molécules chimiques (les neurotransmetteurs) qui sont les « messagères de nos émotions » et doivent être maintenues dans un équilibre subtil. Selon que nous sommes joyeux ou tristes, nos synapses ne libèrent pas les mêmes molécules, ni en même quantité. Et, lorsqu'un neurotransmetteur est en déficit, l'information circule mal dans certains circuits de neurones, occasionnant en premier lieu un déséquilibre de l'humeur et des difficultés de concentration.

La sérotonine, gardienne de notre bonne humeur

C'est quoi ?

Parfois appelée « hormone du bonheur », ce neurotransmetteur est synthétisé par certains neurones, essentiellement en fin d'après-midi et dans notre tube digestif (voir le rôle du microbiote p. 12).

Quelle est sa mission ?

La sérotonine entraîne une sensation de sérénité. Elle régule sommeil et appétit, protège de la déprime et de l'anxiété : on « se sent bien ». Après avoir rempli sa mission apaisante, elle est « recapturée » par les neurones qui l'avaient sécrétée et/ou dégradée et est éliminée dans les urines. C'est ainsi que les médicaments antidépresseurs (appelés inhibiteurs de la recapture de la sérotonine) visent à augmenter le niveau de sérotonine dans le cerveau. Un taux trop bas favorise une humeur sombre, mais aussi des comportements impulsifs et agressifs. Les neuroradiologues ont vu que les petits porteurs de sérotonine « allumaient » leur « cerveau des émotions » plus facilement que d'autres et s'alertaient pour un rien. À l'inverse, chez d'autres personnes, on a trouvé un gène qui facilite le transport de la sérotonine.

IL VAUT MIEUX LE SAVOIR

On peut être hypersensible par nature

La protéine de transport de la sérotonine dépend d'un gène qui code sous deux formes : une « courte » et une « longue ». Si l'on a hérité de deux gènes codants pour la forme courte, on hérite aussi d'une nature hypersensible. Pour parer à l'anxiété, il nous faudra une vie paisible et des liens affectifs sécurisants, là où, dans la même situation, les gros transporteurs de sérotonine s'ennuieraient.

Qu'est-ce qui l'influence ?

Au cours de la vie, le taux de sérotonine décroît petit à petit, comme le reste, hélas. Une inflammation intestinale peut aboutir à sa diminution et des niveaux trop élevés de cortisol, l'hormone du stress, peuvent venir contrecarrer son action. Chez les personnes qui souffrent de dépression hivernale, le manque de lumière serait aussi responsable d'une baisse d'activité de la sérotonine.

→ Mais il n'y a pas de fatalité ! Il existe des tas de façons de remonter son taux « d'hormone du bonheur », notamment en ayant une meilleure hygiène de vie (alimentation, sommeil, etc.) et en pratiquant certaines activités.

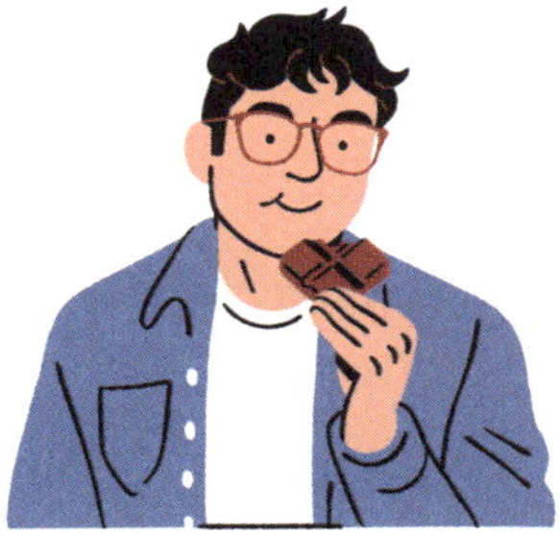

La dopamine, « l'hormone du plaisir »

C'est quoi ?

Le neuromédiateur de l'entrain. Il fait partie du « circuit de la récompense » qui le libère quand un désir s'éveille. Il a été démontré que le fait d'inhiber la sécrétion de dopamine conduit à une apathie sévère.

Quelle est sa mission ?

Stimuler l'action (physique ou mentale) pour assouvir une envie.

Une fois le but atteint, la dopamine va encore déclencher la libération de substances du plaisir (endorphines, endocannabinoïdes et sérotonine) qui induisent une sensation de joie et de bien-être.

Qu'est-ce qui l'influence ?

Essentiellement l'excès de stress ou un sommeil de mauvaise qualité. Comme l'ont prouvé plusieurs expériences, sans dopamine, la vie n'a plus d'intérêt (des rats ont délaissé la nourriture et se sont laissés mourir de faim). Un excès de tension peut aussi entraîner une fuite de la tyrosine, un acide aminé précurseur de mélatonine, de dopamine, de noradrénaline....

→ Là encore, il est possible d'accroître naturellement son taux de dopamine, en mangeant des aliments riches en tyrosine, ou plus simplement... en caressant un animal par exemple.

La noradrénaline joue la « mouche du coche »

C'est quoi ?

C'est un précurseur de l'adrénaline, qui est libéré principalement par notre organisme en cas de stress, d'effort physique intense ou... de consommation de café.

DITES-MOI DR.GOOD ?

Et la mélatonine dans tout ça ?

La mélatonine est une hormone, sécrétée le soir par la glande pinéale, pour déclencher l'envie de dormir. En veillant sur notre sommeil, elle influe aussi indirectement sur notre mental. En effet, un sommeil réparateur, d'une durée et d'une qualité suffisantes, est indispensable au maintien de notre équilibre psychique.

Quelle est sa mission ?
Elle favorise l'excitation, la vigilance et l'apprentissage. Son insuffisance anesthésie les sentiments, diminue la motivation, perturbe la concentration et augmente l'anxiété.

Qu'est-ce qui l'influence ?
Le manque de protéines dans l'alimentation, la noradrénaline étant fabriquée à partir d'un acide aminé, la tyrosine. Trop peu de dopamine (qui permet sa libération) ainsi que trop peu d'activité physique peuvent aussi baisser sa production.

→ Pour l'augmenter, il va falloir corriger ces manques : manger équilibré et faire du sport !

IL VAUT MIEUX LE SAVOIR

Deux outsiders qui comptent

Le tryptophane et la tyrosine sont deux acides aminés (constituant des protéines alimentaires) que l'on absorbe par l'alimentation, mais qui figurent aussi dans les compléments destinés à remonter le moral. En effet, le tryptophane est nécessaire à la synthèse de la sérotonine et la tyrosine remonte le taux de dopamine.

Le microbiote s'invite à table

On sait, depuis quelques années, que les très nombreux micro-organismes qui vivent « normalement » dans notre appareil digestif sont essentiels pour notre bonne santé et jouent, par exemple, un rôle important dans l'immunité. On a aussi remarqué depuis longtemps que le stress dérègle notre intestin. Les dernières études démontrent que l'inverse est aussi vrai : nos entrailles influent sur nos fonctions cérébrales, notre psychisme et notre comportement. Et, donc, notre moral.

L'intestin, notre deuxième cerveau

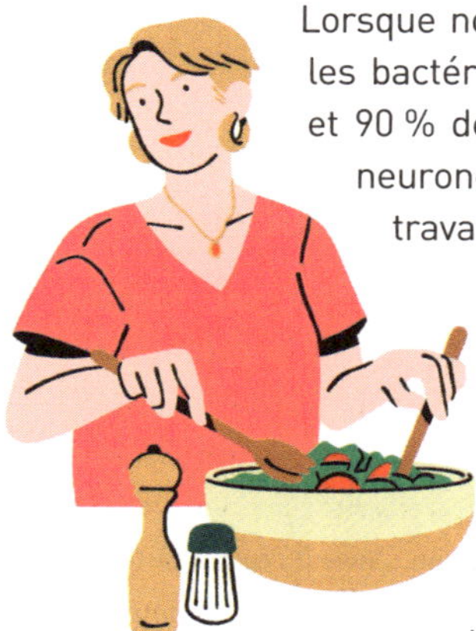

Lorsque notre flore intestinale est perturbée, rien ne va. Pourquoi ? Parce que les bactéries intestinales produisent des neurotransmetteurs (de la dopamine et 90 % de la sérotonine !) et que l'intestin contient quelque 200 millions de neurones qui échangent non-stop des informations avec notre cerveau. Des travaux ont mis en évidence l'importance du rôle des altérations quantitatives et qualitatives du microbiote intestinal (appelées dysbiose par les scientifiques) sur la survenue de troubles anxieux ou dépressifs. Chez les personnes souffrant de dépression, on a notamment relevé un excès de *Bacteroides*, des bactéries associées à des niveaux plus élevés de cytokines et d'inflammation, parallèlement à une baisse des bactéries *Blautia* et *Eubacterium* qui la combattent. Pour garder un bon moral, mieux vaut veiller sur son microbiote intestinal en le nourrissant bien !

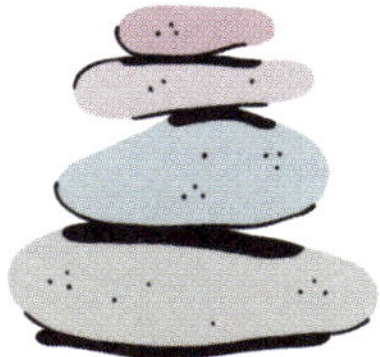

Chapitre 2

Notre moral, un équilibre de vie

Bien sûr, notre bonheur et notre bonne humeur ne se résument pas à des phénomènes chimiques. Les différents épisodes de notre vie, et la façon dont notre personnalité s'est habituée à y répondre, jouent également un rôle très important.

I, me, myself... et moi

Ce que l'on appelle notre « caractère » résulte ainsi à la fois de notre héritage génétique et des événements auxquels nous avons été confrontés durant nos toutes premières années. On sait, en effet, que la petite enfance laisse une empreinte particulièrement profonde sur notre aptitude au bonheur.

Une petite part de génétique

De même que certains naissent avec plus ou moins de facilité pour les langues étrangères, notre patrimoine génétique intervient dans notre aptitude au bonheur. Pour 35 % très exactement. Les personnes heureuses se caractériseraient notamment par une certaine mutation d'un gène impliqué dans la recapture de la sérotonine. Il existe aussi des facteurs de risques génétiques de l'anxiété. Ce qui est sûr, c'est qu'il reste tout de même une marge de 65 % sur laquelle nous pouvons agir !

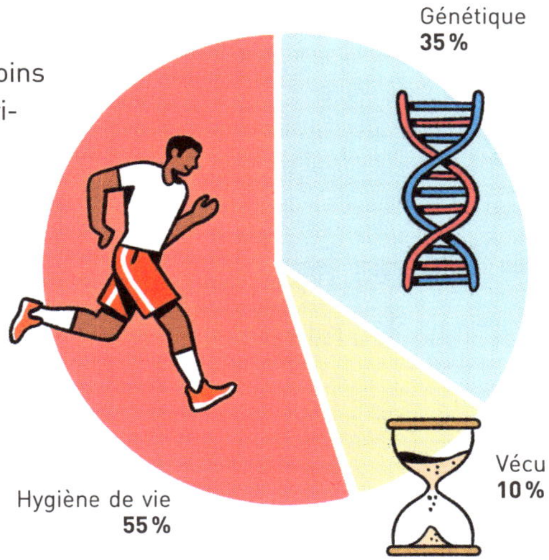

Une dose d'éducation

« Ma mère était comme ça. ». Cette remarque, fréquente, ne pointe pas seulement l'influence de l'hérédité, mais aussi celle de notre histoire personnelle. Un trait de caractère, génétiquement déterminé, va entrer en résonnance avec l'histoire de notre famille, les normes sociales, la façon dont nos parents nous accueillent, etc. Si notre mère (non, tout n'est pas de sa faute !) était stressée, par exemple, elle a pu communiquer à ses enfants une tendance à réagir aussi de manière émotionnelle intense. On le sait, être élevé de façon sécurisante favorise la construction du bien-être… tandis qu'abandon, violence ou traumatisme peuvent laisser une fragilité psychique. Ainsi l'environnement façonne-t-il la façon dont notre cerveau perçoit le monde. Heureusement, ce n'est pas une fatalité : des psychothérapies permettent de se remettre des traumatismes les plus graves, tandis que différentes techniques (la pensée positive notamment…) aident à mieux gérer le quotidien !

IL VAUT MIEUX LE SAVOIR

C'est quand le bonheur ?

Différents sondages ont tenté de trouver l'âge idéal. Surprise ! Lors d'un sondage en ligne effectué par le site social anglais Friends Reunited auprès de personnes de 40 ans et plus, sept sur dix ont déclaré avoir commencé à être heureuses à partir de 33 ans. Une étude réalisée par Hotmail estimait pour sa part à 55 ans l'âge où l'on profite le plus de la vie. Tandis que, selon un sondage américain réalisé par l'institut Gallup en 2008, c'est à 85 ans que le bonheur atteint son paroxysme.

Une grosse part d'estime de soi

Ceux qui ont grandi dans un bain d'amour ont souvent naturellement une bonne estime d'eux-mêmes. Ce qui ne sera pas forcément le cas si l'on a eu des parents trop sévères, que l'on ne parvenait jamais à contenter, ou qui nous surprotégeaient (« attention, tu vas tomber »), ce qui n'encourage pas vraiment à avoir confiance en ses propres compétences.
De la même manière, d'autres ont pu refouler leurs désirs pour se conformer à ce que leur entourage attendait d'eux. Au risque de se sentir éternellement insatisfaits.

Une bonne hygiène de vie pour un bon moral

Cela semble une lapalissade, mais, bien sûr, notre hygiène de vie – et là, on parle d'entretien du corps, pas de psychologie – influe directement sur notre cerveau, le siège de nos émotions.

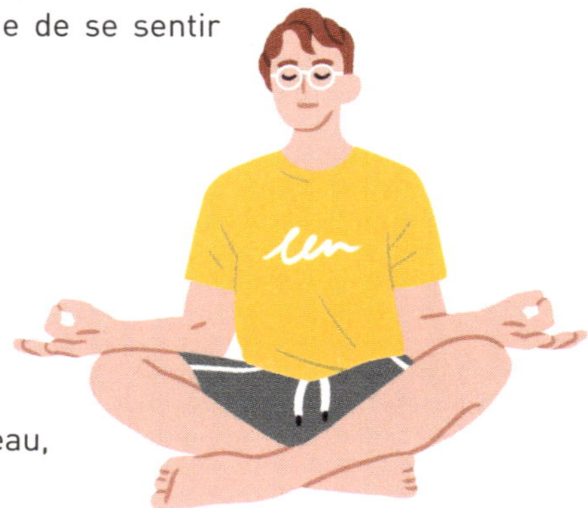

Passer en mode antistress

S'il est trop excessif et prolongé, le stress peut déséquilibrer notre système hormonal (hypothalamus-hypophyse-surrénales). La sécrétion anormalement élevée de cortisol (l'hormone du stress) par les glandes surrénales est susceptible de provoquer des anomalies des neurones de l'hippocampe (siège de la mémoire et des émotions), fréquentes chez les personnes déprimées, ainsi qu'une sur-stimulation de l'amygdale, cause d'anxiété et de troubles de l'humeur. Sans plus attendre, on adopte les techniques de relaxation qui nous conviennent le mieux (sophrologie, respiration…) !

GARE AU BURN OUT

Le burn out ne frappe pas seulement ceux qui exercent un travail peu gratifiant. Cette sorte d'implosion résultant du surmenage touche les salariés auxquels on demande trop et qui n'y arrivent plus, les perfectionnistes, les aidants familiaux ou les mères de famille qui manquent de soutien et sont au bout du rouleau. En France, un actif du privé sur deux souffrirait de burn out selon le Baromètre Santé et Qualité de vie au Travail réalisé fin 2019 par l'Ifop pour le groupe Malakoff Médéric Humanis.

Retrouver un bon sommeil

On sait combien un bon sommeil agit positivement sur notre moral. Un mauvais sommeil, des nuits perturbées, et notre résistance au stress est mise à rude épreuve : nous voilà plus irritables, moins prêts à faire face aux contraintes familiales ou professionnelles. Le manque de sommeil fait ainsi le lit de l'anxiété et de la dépression. Un vrai cercle vicieux : on dort souvent mal quand on a mauvais moral. Plutôt que de vous focaliser sur vos nuits, soignez vite votre moral, et le reste rentrera naturellement dans l'ordre.

LE BON CONSEIL DE Dr.Good!

Le plein de lumière

Outre son effet positif sur notre organisme, s'exposer à la lumière naturelle du matin agit comme la sonnerie du réveil sur notre corps : il comprend qu'il est temps de se mettre en mouvement. On passe une meilleure journée, on se sent plus dynamique, psychiquement et moralement, et cela favorise l'endormissement du soir. Un vrai cercle vertueux.

Se bouger !

Au-delà de tous les aspects cardio ou de silhouette, le sport est l'allié numéro 1 de notre cerveau et de nos humeurs. Lorsqu'on pratique une activité physique, la production de dopamine (l'hormone du plaisir) augmente dans le cerveau et active le système de récompense. Ce qui donne envie de… bouger davantage. À partir de trente minutes de pratique, la libération d'endorphines (dont la structure ressemble à celle de la morphine) procure une sensation de plaisir, de plénitude, parfois même

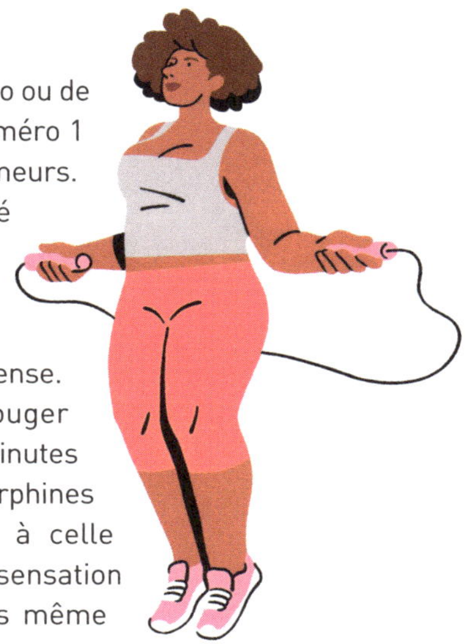

d'euphorie, qui perdure plusieurs heures après l'effort. De plus, la sécrétion de tryptophane, un acide aminé qui entre dans la fabrication de la sérotonine, améliore aussi notre humeur. Et, vous le savez, le sport est aussi un excellent antistress.

Être bien entouré

Là encore, cela semble être une évidence, mais il est plus difficile d'avoir un moral au top quand on vit seul et isolé, à moins d'être un ermite. Le fait d'appartenir à une famille, un cercle d'amis, un club, etc. procure un sentiment d'attachement qui joue sur notre moral. Cela compte bien plus que les biens dont nous disposons (« l'argent ne fait pas le bonheur » dit-on). Ce sont les amitiés et les contacts humains qui sont les sources de notre bonheur. Il ne tient qu'à nous de les cultiver.

BONNE NOUVELLE

Le sport ? Tout bénéf

Vous faites de la résistance, comme Churchill et son fameux « no sport » ? Voici ce que des études ont prouvé :

- **Pratiquer 20 minutes par jour éloigne les ruminations mentales.**
- **Trois séances de sport hebdomadaires pendant les six derniers mois de grossesse diminuent de moitié le risque de baby blues*.**
- **L'Inserm recommande l'activité physique en recours numéro 1 pour les personnes souffrant d'un trouble dépressif léger à modéré.**

***British Medical Journal of Sport Medicine, mai 2018.**

La bonne assiette : des vitamines et minéraux

Il ne s'agit pas ici de vous rabâcher que manger équilibré est la base du bien-être ! Mais de comprendre pourquoi certains nutriments sont indispensables à notre moral.

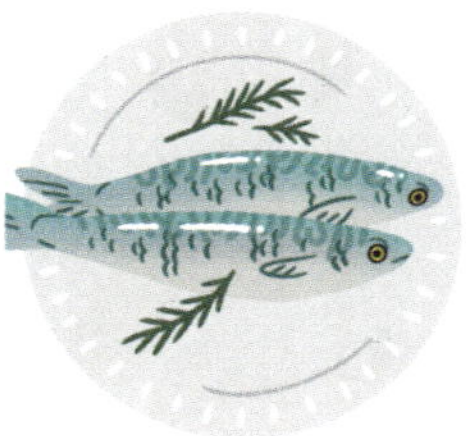

Le magnésium, star antistress

Plus de 300 réactions métaboliques dépendent de la présence du magnésium, mais c'est son importance dans la transmission de l'influx nerveux qui lui confère le titre de champion des antistress. En 2009, des chercheurs norvégiens ont confirmé la corrélation entre manque de magnésium et risque de dépression. D'autres études ont prouvé que l'ajout de 125 à 300 mg de magnésium par jour aidait à en guérir.

Le hic ?

Selon l'étude Suvimax (Supplémentation en vitamines et minéraux antioxydants), au moins la moitié des Français seraient carencés en magnésium, et un quart très sérieusement. Or un déficit léger suffit à entraîner une plus grande vulnérabilité au stress, pouvant se traduire par de la nervosité, des insomnies, une fatigue chronique. Et, plus on est stressé, plus le corps élimine ce minéral (dans les urines). Un maudit cercle vicieux ! D'autant qu'une forte consommation de thé, de café ou d'alcool épuise les réserves.

STOP AUX IDÉES REÇUES !

Le malheur des uns fait le bonheur des autres…

N'en déplaise à Voltaire, le bonheur des uns peut faire le bonheur des autres ! En effet, selon des universitaires de San Diego et de Harvard, une personne heureuse contamine ses proches et le bonheur se répand comme une épidémie !

Les vitamines B ou l'équilibre nerveux

Toutes les vitamines sont indispensables à notre équilibre, mais celles de la famille B influent de façon plus prépondérante sur notre humeur et particulièrement la B3 qui participe à la synthèse des neurotransmetteurs, la B6, indispensable au GABA (neurotransmetteur antistress) et qui réduit l'anxiété, ainsi que la B9, dont le manque – fréquent selon une récente alerte de l'Anses – suffit à déprimer (rien que ça !). Sans oublier la B12, dont l'insuffisance se traduit immédiatement par des troubles nerveux (fatigue, irritabilité, humeur noire). On comprend mieux qu'une alimentation variée et équilibrée participe à notre bonheur !

Le calcium, un outsider qui compte

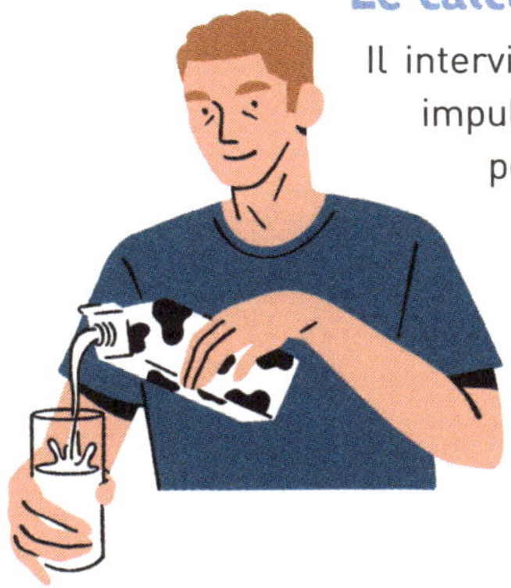

Il intervient dans la transmission de l'influx nerveux, ces minuscules impulsions électriques qui activent les neurones. Une raison de plus pour veiller à s'assurer des apports suffisants en cette ressource précieuse pour nos os. Ainsi, les personnes qui ne mangent pas de produits laitiers devront forcer sur le tofu, les sardines, les légumes de la famille des choux et les légumineuses. Certaines eaux également sont riches en calcium (Hépar, Courmayeur, Contrex, Salvetat, Quézac).

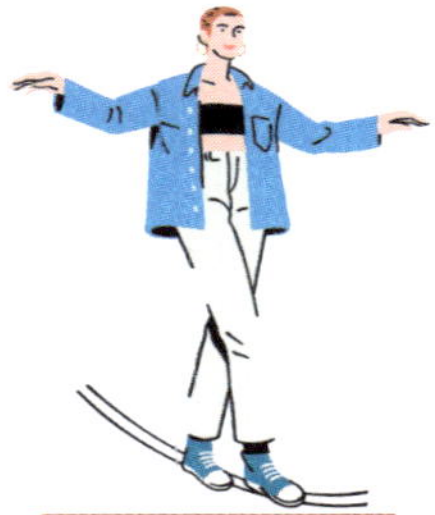

Chapitre 3

Le moral, c'est la santé !

L'état de notre santé joue sur notre moral, mais l'inverse est aussi vrai : notre « mood » impacte directement l'immunité. D'où l'importance de réagir quand l'horizon s'assombrit.

Les multiples bienfaits de l'optimisme

Voltaire a raison lorsqu'il écrit « j'ai décidé d'être heureux parce que c'est bon pour la santé ». L'optimisme, c'est s'autoriser à envisager une tournure favorable aux événements et agir dans ce sens ; il est bénéfique sur le plan social, mental et sur la santé. Et, même si on ne peut pas être heureux 24h/24, douze mois par an, l'optimisme contribue à prévenir les maladies. La preuve par six.

1. Une meilleure immunité

Une attitude positive contribue à rendre nos défenses plus efficaces, comme l'a démontré une étude menée par les chercheurs Brennan & Charnetsky, en 2000 auprès d'étudiants en droit. La réponse immunitaire face à l'agression de virus des « optimistes » était meilleure que celles des autres... CQFD.

2. Moins de maladies chroniques

Il s'agit juste d'un constat, mais les personnes qui ont bon moral adoptent plus souvent des comportements sains. En conséquence, elles sont plus susceptibles de bien manger, de faire de l'exercice et de ne pas fumer.

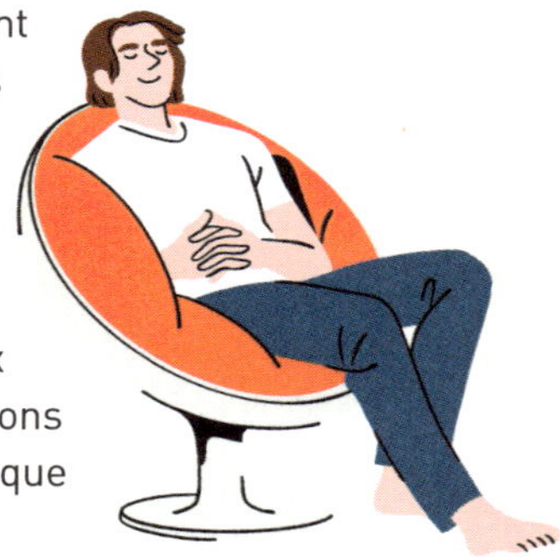

3. Une meilleure gestion du stress

En cas de stress, notre organisme produit de l'adrénaline et du cortisol. Des chercheurs de l'université de l'Illinois qui ont suivi pendant six ans 135 personnes âgées de 60 ans l'ont démontré : face à des situations stressantes, le niveau de cortisol est plus stable chez les optimistes que chez les pessimistes.

4. Un cœur en forme

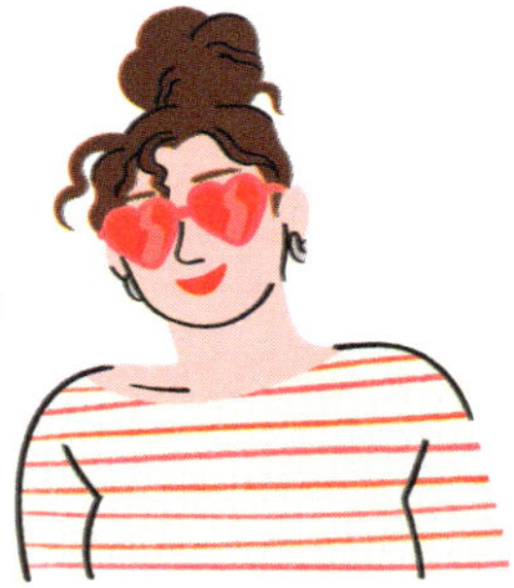

Voir le bon côté des choses est associé à une baisse de la tension artérielle et à un équilibre des taux de cholestérol. Résultat : les optimistes ont 35 % de risques en moins de développer une maladie du cœur, selon une compilation de 15 études réalisées au Canada.

5. Une mémoire au top

L'optimisme contribue à lutter contre les troubles de la mémoire, comme le montre une étude de l'université du Michigan (États-Unis) parue en 2016 dans la revue *Psychosomatic Medicine*. Et, si vous avez un conjoint enjoué, gardez-le ! Vieillir à côté d'une personne heureuse de vivre diminue les risques de maladie d'Alzheimer.

6. Vivre plus longtemps

Un bon moral influe sur notre longévité : 15 % d'espérance de vie en plus pour les optimistes, selon l'Académie américaine des sciences (2019), et 50 à 70 % de chances supplémentaires d'atteindre 85 ans. Bref, même si les pessimistes ont parfois raison, les optimistes profitent davantage de la vie. Une chance : tout le monde peut augmenter son niveau d'optimisme !

Les périodes qui fragilisent notre moral

Oui, on ne va pas se le cacher, il y a des périodes « sensibles » à surveiller. Elles peuvent être dues aussi bien à notre environnement qu'à notre condition physique.

Le baby blues

Le baby blues, c'est ce sentiment de fatigue et de tristesse qui intervient juste après la naissance d'un enfant et qui concernerait environ 20 % des femmes qui viennent d'accoucher. Dû à une baisse brutale des hormones et aux nuits hachées, il disparaît en général au bout d'une semaine. Mais, si jamais le spleen s'installe, une aide est nécessaire, car il peut s'agir d'une dépression appelée post-partum.

18 %

C'EST LE POURCENTAGE DE PÈRES QUI SOUFFRENT DU « DADDY BLUES », L'ÉQUIVALENT MASCULIN DU BABY BLUES DES MAMANS. EN CAUSE, L'ÉMOTION ET LE POIDS DES NOUVELLES RESPONSABILITÉS.

(Source : Étude irlandaise reprise dans le JIM du 24/11/2017)

La ménopause

Là encore, les répercussions sur notre moral proviennent surtout du bouleversement hormonal, mais la difficulté à accepter de se voir vieillir peut aussi jouer. Ainsi, on estime que 41 % des femmes voient leur moral décliner en entrant en périménopause, selon une étude menée par la North American Menopause Society (*Menopause*, 2020).

Le sevrage d'une addiction

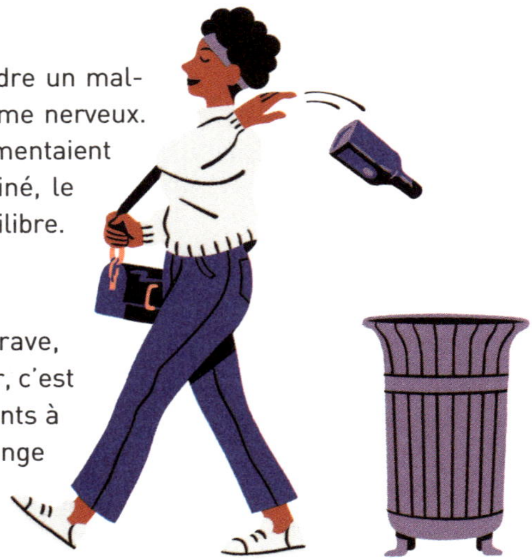

Arrêter le tabac, l'alcool ou les médicaments engendre un mal-être réactionnel, à cause du contrecoup sur le système nerveux. En effet, il s'agit de se passer de substances qui alimentaient le circuit de récompense. Une fois le sevrage terminé, le système nerveux va peu à peu retrouver un nouvel équilibre.

Le deuil et la séparation

Après un choc psychologique (décès, accident grave, divorce, déménagement), l'esprit a besoin de cicatriser, c'est normal. Il ne s'agit pas de se jeter sur des médicaments à la moindre difficulté. Mais, si l'humeur triste se prolonge au-delà de deux mois et qu'elle s'accompagne de plusieurs des signes évoqués page 22, c'est une dépression.

La « covidéprime »

Le télétravail ne remplace pas les discussions autour de la machine à café, et le manque de réunions amicales et familiales pèse sur le moral. Sans surprise, la « distanciation physique » a nettement augmenté la détresse psychologique : 45 % de salariés impactés un an après le premier confinement, selon une étude OpinionWay. Sans oublier les petits patrons qui se demandent comment ils vont sauver leur boîte, les jeunes qui ont peur pour l'avenir, les personnes seules.

L'hiver

Avec les jours qui raccourcissent et son ciel gris, la saison hivernale peut engendrer chez tout le monde une certaine morosité. Pour les Anglais, le troisième lundi de janvier est le jour le plus déprimant de l'année (Blue Monday). Chez environ 5 % de la population, le vague à l'âme durerait d'octobre jusqu'à l'arrivée des beaux jours. Une déprime saisonnière due à une sensibilité exacerbée au manque de lumière, qui fait chuter la production de certaines hormones, comme la mélatonine. Le circuit de la motivation et de la récompense reçoit aussi des projections des cellules de la rétine qui tapissent l'œil. C'est pourquoi la faible luminosité des journées d'hiver peut suffire à plomber le moral. Pour échapper à cette baisse de régime, on saute sur chaque occasion de s'exposer à la clarté (travailler plus près de la fenêtre, essayer de prendre l'air le matin, de sortir à la pause déjeuner, de réserver huit jours de vacances au ski ou aux Baléares).

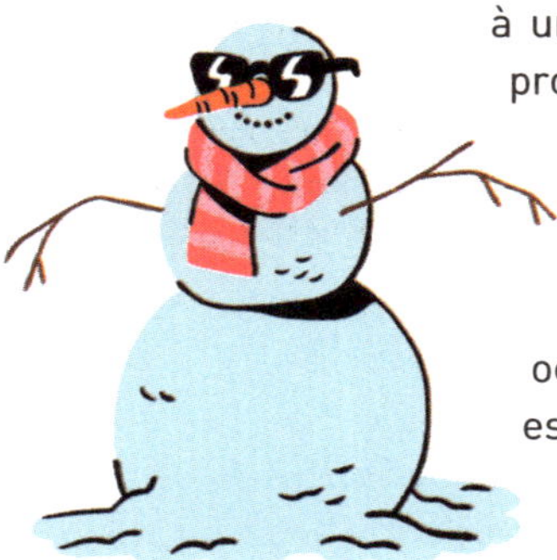

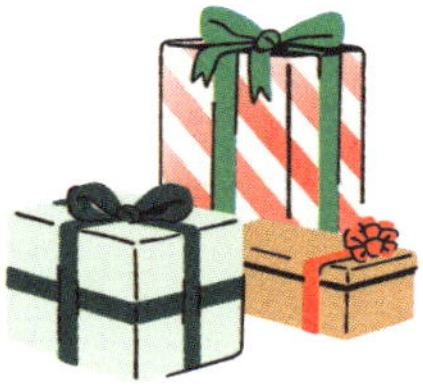

Fêtes de fin d'année, Saint-Valentin, vacances...

Ce sont autant de périodes difficiles, où la pression sociale vient renforcer le sentiment de solitude. On s'imagine que tout le monde est heureux, entouré, sauf soi. SOS Amitié a vu le nombre d'appels reçus quotidiennement passer de 6 000 à 8 000 durant la pandémie, mais grimper jusqu'à 9 000 lors des fêtes de fin d'année 2020. Noël et le Jour de l'an peuvent aussi saper le moral quand les regroupements familiaux sont compliqués, et ravivent conflits ou passé douloureux.

HALTE AU SYNDROME DU DIMANCHE SOIR

Certains ont le cafard quand arrive la fin d'après-midi dominicale, à l'idée que le week-end soit passé si vite et qu'il faudra reprendre le collier le lendemain : c'est le « syndrome du dimanche soir ». Si le symptôme revient chaque semaine, il serait peut-être temps de réfléchir à ce qui ne va pas dans votre travail : les collègues ? l'ennui ? le manque de reconnaissance ? Et pourquoi ne pas introduire, dès le lundi, l'une des activités qui vous fait du bien durant le week-end : une petite promenade à la pause de midi ou sur le chemin du retour ? un déjeuner avec un(e) ami(e) ? un cours de sport ?

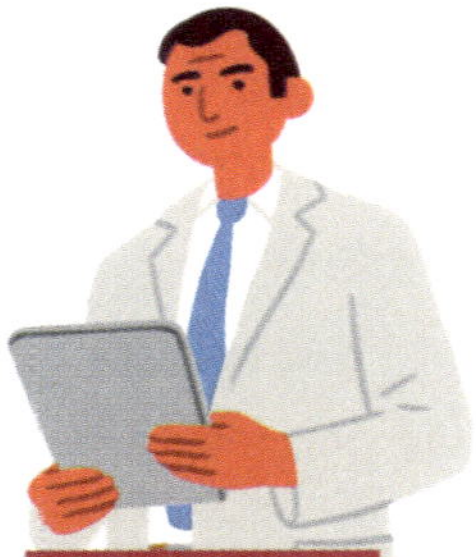

Chapitre 4

Quand consulter ?

La dépression n'arrive pas qu'aux autres. C'est la maladie psychiatrique la plus fréquente : près de 10 % des Français de 18 à 75 ans sont concernés chaque année et un Français sur cinq le sera un jour ou l'autre. En cas de doute, il faut consulter pour trouver sans tarder une prise en charge appropriée.

C'est quoi une vraie dépression

Déprime et dépression, ce n'est pas pareil

La frontière entre une petite déprime et la maladie appelée dépression n'est pas évidente pour tout le monde. Elle est cependant nette pour les médecins. La déprime est un état émotionnel transitoire induit par les tracas quotidiens. C'est quand elle dure depuis plus de deux semaines, du matin au soir, qu'il ne s'agit plus d'un simple coup de blues. Les victimes de vraie dépression ne sont pas seulement excessivement tristes. Elles perdent l'appétit, le sommeil, se négligent, ne s'intéressent à rien, n'ont envie de voir personne, et ruminent même parfois des idées suicidaires. Si plusieurs de ces symptômes sont présents et si le désir de vivre est à ce point fragile, il est urgent de consulter.

Les signes qui doivent vous alerter :

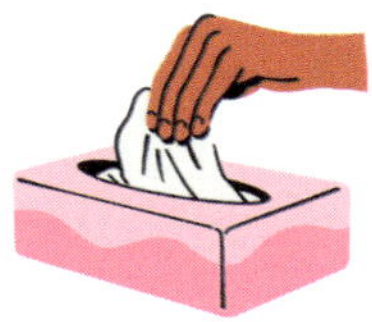

- Envie constante de pleurer sans motif.
- Plus aucune énergie, le moindre geste demande un immense effort, jusqu'au simple fait de se lever le matin.
- Sentiment de culpabilité et d'incompétence (« je suis nul »).
- Irritabilité.
- Incapacité à ressentir du plaisir, y compris à table ou en jouant avec ses enfants.

- Manque de motivation, même pour les activités qui nous plaisent d'habitude ; absence de désir sexuel ; plus d'intérêt pour s'habiller ou se maquiller.
- Difficulté croissante à se concentrer, l'esprit tourne au ralenti.

On chasse les idées reçues

Nous ne sommes pas égaux face au risque de dépression.

Vrai

On ne devient pas dépressif seulement à cause d'un chagrin d'amour, ou à la suite de la perte d'un être cher. Il faut encore que l'événement douloureux intervienne sur un « terrain » incapable de l'amortir, parce que fragilisé par des facteurs psychologiques (traumatismes infantiles ou plus tardifs), sociaux (déracinement, manque de soutien, de considération) et/ou biologiques (insuffisance thyroïdienne par exemple).

Les enfants ne sont pas déprimés.

Faux

Selon le ministère des Solidarités et de la Santé (octobre 2020), 2,1 % à 3,4 % des enfants et 14 % des adolescents sont concernés. Ce n'est pas pour rien si de nombreux médecins ont alerté sur les effets de l'épidémie de Covid-19 sur le moral des plus jeunes. Mais rien n'est définitif, et, diagnostiquée à temps, cette affliction se soigne.

Parfois la dépression avance masquée.

Vrai

Parfois, la tristesse n'est pas au premier plan. On souffre de maux de dos, de tête, de ventre, de vagues malaises et de douleurs musculaires. On accuse le corps de nous lâcher, sans voir que la cause est d'origine mentale. Il faut dire que l'état dépressif abaisse le seuil de la douleur et que la maladie peut présenter un visage trompeur : au lieu de souffrir d'insomnie (notamment à l'aube), on se réfugie dans le sommeil. Plutôt que de manquer d'appétit, on se met à grignoter du sucré, ou à boire plus d'alcool.

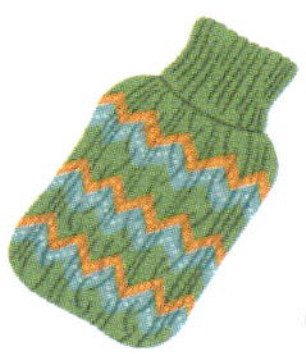

Le syndrome prémenstruel peut être un signe.

Vrai

Ce trouble, certes transitoire, s'apparente cependant à une dépression par sa chronicité. 3 à 8 % des femmes le ressentent à chaque cycle, sans doute à cause d'une hypersensibilité aux hormones. Les mauvais jours se manifestent par de l'hyper-émotivité (envie de pleurer pour un rien), de l'anxiété et une humeur noire. Une espèce de syndrome prémenstruel, mais très en avance (jusque 10 jours avant les règles) et marqué. Signe parlant : après les règles, tout va bien pendant au moins une semaine.

Nous sommes tous plus ou moins bipolaires.

Faux

Notre moral n'est jamais à l'abri de quelques montagnes russes. Mais la maladie bipolaire, c'est autre chose. Elle touche plus d'un million de Français, qui passent de périodes de dépression profonde à des phases d'euphorie débordante, qui peuvent les amener à mettre leur compte bancaire en danger ou à prendre des risques inconsidérés. Ces phases « maniaques » sont parfois trompeuses. En cas de doute, il existe des centres spécialisés dans la prise en charge de cette maladie.

La pollution nous rendrait plus vulnérables.

Vrai

Malheureusement, oui ! On est de plus en plus conscient des effets délétères de la pollution sur notre santé. Une étude menée en Chine a montré que l'exposition à des niveaux élevés de polluants, en particulier au dioxyde d'azote (NO_2), s'accompagne d'une augmentation des hospitalisations pour dépression.

Il suffit de « se secouer » pour sortir d'une dépression.

Faux

Non, trois fois non ! Souvent, l'entourage est démuni face à une personne qui sombre dans la dépression et, maladroitement, lui suggère de « se bouger ». Or, assimiler la dépression à une faiblesse a un effet contre-productif et conduit trop de personnes à se sentir coupables et à cacher leur état. Lorsqu'on a basculé « de l'autre côté de la force », l'amour de l'entourage ne suffit plus. Le cerveau est complètement HS et a besoin de médicaments pour se retaper.

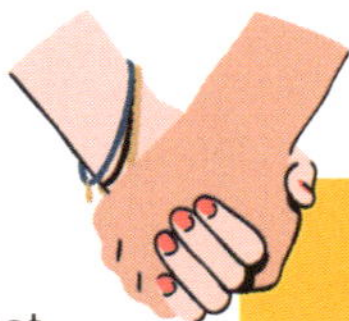

Quand les médicaments sont-ils utiles ?

En cas de dépression, le traitement le plus efficace associe médicaments et psychothérapie. Et, comme dans la plupart des maladies, plus on s'y prend tôt, plus on a de chances de guérir vite.

CÉLÈBRES ET DÉPRESSIFS

La dépression touche-t-elle particulièrement les personnes d'exception ? C'est ce que pensaient les philosophes de l'Antiquité. En tous cas, des hommes politiques en ont souffert comme le Premier ministre Winston Churchill, qui nommait sa dépression « le chien noir ». Nombreuses sont aussi ses victimes dans le cinéma (Jim Carrey, Robin Williams, Benoît Poelvoorde, Marilyn Monroe...), la littérature (Edgar Allan Poe, Virginia Woolf, Charles Dickens, Léon Tolstoï, Charles Baudelaire...) la peinture (Edvard Munch) ou la musique (Frédéric Chopin).

Les différents types de médicaments disponibles

Ces molécules psychotropes sont uniquement accessibles sur ordonnance. Leur bénéfice repose sur la régulation des neurotransmetteurs, dont le déficit est cause des troubles. On distingue trois familles principales :

1. **Les tricycliques** (ou imipraminiques) inhibent la recapture de la noradrénaline et de la sérotonine (Laroxyl®). Pour éviter des effets indésirables – somnolence, vertige, sècheresse buccale, constipation et prise de poids par stimulation de l'appétit – on commence par de faibles doses.
2. **Les inhibiteurs sélectifs de la recapture de la sérotonine** (IRS) sont censés avoir moins d'effets secondaires. Le Prozac® (fluoxétine), et ses « cousins » (Deroxat®, Zoloft®, Seropram®, Seroplex®) peuvent néanmoins entraîner des troubles sexuels, une prise de poids, des insomnies ou des troubles digestifs. Ils ne doivent pas être donnés aux enfants et aux adolescents (chez qui il accroît le risque de suicide), ni à la femme enceinte.
3. **Les inhibiteurs mixtes de la recapture de la sérotonine et de la noradrénaline**. Il s'agit de la venlafaxine (Effexor®), du milnacipran (Ixel®) et de la duloxétine (Cymbalta®). C'est la nouvelle génération, efficace et bien tolérée. Néanmoins, on augmentera progressivement les doses, si les premières ne suffisent pas, pour éviter nausées et maux de tête.

L'ACTION DES ANTIDÉPRESSEURS

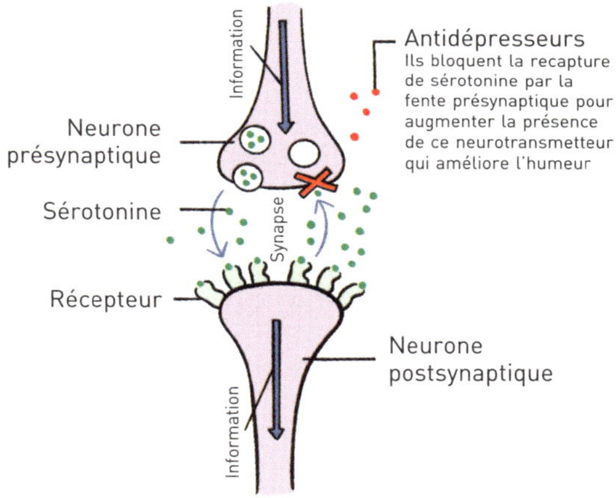

Efficaces, quand ils sont bien utilisés

Contrairement à une idée répandue, les antidépresseurs n'entraînent pas de dépendance (à la différence des anxiolytiques et des somnifères). Mais il faut compter en moyenne deux à cinq semaines avant que leurs effets se fassent sentir, et ils doivent être pris au moins durant six mois, afin d'éviter une rechute. Dans 30 % des cas, le soulagement n'est pas suffisant, le médecin peut alors proposer une autre molécule parmi la cinquantaine de médicaments à sa disposition. Des études en cours permettront sans doute de mieux cibler à l'avance le bon traitement pour chaque patient.

Qui consulter ?

Le médecin généraliste

Il est incontournable pour poser un premier diagnostic et éventuellement orienter. La consultation d'un psychiatre n'est accessible en accès direct que pour les 16-25 ans. En dehors de cette tranche d'âge, il faut passer par son médecin traitant pour être bien remboursé.

Le psychologue

Titulaire d'un diplôme universitaire, le psychologue peut dresser un bilan à l'issue de tests et proposer une thérapie par la parole. Si le psychologue est aussi psychothérapeute, le psychothérapeute, lui, n'est pas un psychologue. Même si la majorité des psychothérapeutes sont sérieux, leur formation n'est toujours pas encadrée et quelques-uns proposent des méthodes fantaisistes ou proches des sectes. Un conseil : passer par le bouche-à-oreille et consulter deux ou trois thérapeutes avant de faire son choix. Il faut fuir si on ne se sent pas en confiance et que l'on ne va pas mieux au bout de cinq à six séances. Les complémentaires santé ont annoncé prendre en charge au moins quatre séances chez le psychologue libéral par an pour les adultes, et dix séances pour les enfants de 3 à 17 ans. Mais « après orientation médicale » et dans une limite de 60 € par séance.

Le psychiatre

Médecin spécialisé, il est habilité à prescrire des médicaments. Il peut aussi proposer différents types de psychothérapie selon sa formation.

Vite une thérapie, mais laquelle ?

La prise en charge psychothérapeutique peut se situer en amont, afin d'éviter de sombrer dans une vraie dépression, ou être entamée une fois que les médicaments ont commencé à faire effet. En tout cas, elle va accélérer la guérison. Il est possible de choisir celle qui nous convient le mieux, car toutes les approches sérieuses obtiennent de bons résultats. Et les progrès dépendent par-dessus tout de la relation établie avec le thérapeute. Parmi les centaines de thérapies différentes, la plupart se rattachent à deux grands courants.

Les TCC aident à reprendre le contrôle de ses émotions

En quoi ça consiste ?

Le principe qui inspire les thérapies cognitives et comportementales (TCC) ? Nos problèmes psychologiques proviennent de « pensées automatiques » erronées qui entraînent des comportements inadaptés. Par exemple, la personne dépressive exagère la difficulté des situations et sous-estime ses capacités à les résoudre.

Comment ça marche ?

La thérapie se concentre sur les problèmes actuels rencontrés par la personne. On apprend à identifier les réflexes de pensée erronés qui les accompagnent pour les démonter et les remplacer graduellement par d'autres représentations plus ajustées. Acquérir une nouvelle façon de fonctionner désamorce durablement la souffrance psychique.

Comment y avoir accès ?

Association française de thérapie comportementale et cognitive : www.aftcc.org
Association francophone de formation et de recherche en thérapie comportementale et cognitive : www.afforthecc.org

Les thérapies d'inspiration psychanalytique

En quoi ça consiste ?

Elles considèrent qu'il est important de mettre des mots sur ses émotions afin qu'elles ne se transforment pas en maux. La psychanalyse repose en outre sur la notion d'inconscient, partie cachée de notre psychisme, avec laquelle il faut renouer pour décrypter notre histoire et se débarrasser des émotions intenses qui nous entravent. Elle permet de comprendre le pourquoi de cette déprime ou de cette dépression, ce qui nous rend plus fort.

Comment ça marche ?

L'analyste n'influence pas le patient et ne le juge pas. À partir des événements actuels, il incite à retrouver quelles résonnances ils réveillent dans le passé, afin de les revivre et de s'en libérer. Une psychanalyse dure plusieurs années à raison d'une à quatre séances par semaine. C'est la thérapie qui permet d'aller le plus loin dans la connaissance de soi, en plus d'un rétablissement durable du bien-être psychique. Sur les mêmes bases, les psychothérapies d'inspiration analytique ont un cadre plus souple et une durée plus courte (quelques mois à quelques années).

LE BON CONSEIL DE Dr. Good!

Trouver une oreille attentive

Si on se sent vraiment mal et seul, avec des idées noires, il est primordial d'avoir quelqu'un à qui parler. Il existe plusieurs lignes d'écoute et associations, parmi lesquelles :

- **SOS Amitié (Écoute anonyme et confidentielle 24/24, 7/7 jours) : 09 72 39 40 50**
- **Croix-Rouge Écoute : 0800 858 858**
- **Fil santé jeunes : 0800 235 236**
- **Association France Dépression : 07 84 96 88 28**

Comment y avoir accès ?

Association française de psychanalyse et de psychothérapie analytique : www.psychanalyse.asso.fr
Association pyschanalytique de France : www.associationpsychanalytiquedefrance.org

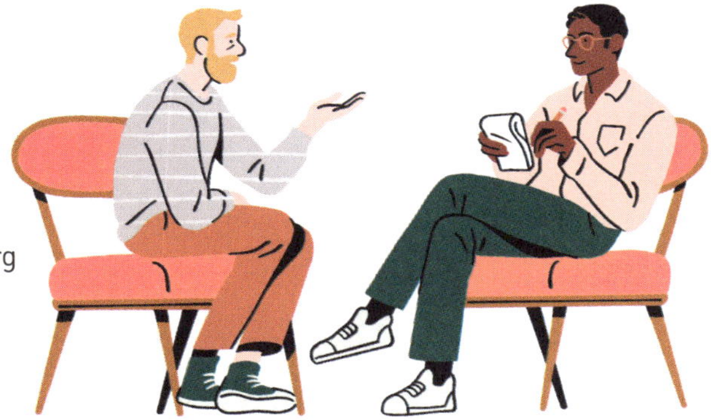

L'ordonnance santé

Voilà, vous savez tout – ou presque – sur les coulisses de notre moral. Un petit récapitulatif des six points principaux à retenir :

1. *Avoir bon moral impacte concrètement notre santé.* Cela ne rend pas seulement la vie plus agréable, cela peut également la prolonger de quelques années.
2. *Notre entrain dépend d'une bonne électricité cérébrale.* Elle est conduite par des cellules aux pouvoirs étonnants : les neurones.
3. *Les taux d'un certain nombre de molécules chimiques déterminent aussi notre humeur.* Un duo à surveiller en particulier comme le lait sur le feu : la sérotonine et la dopamine.
4. *Être optimiste ou pessimiste relève également… de notre microbiote intestinal.* Eh oui, ça nous prend aux tripes !
5. *La génétique influence pour une part notre mental.* Mais l'environnement compte pour beaucoup, celui dans lequel a baigné notre enfance, et celui dans lequel nous évoluons actuellement. C'est pourquoi il nous reste une bonne marge de manœuvre pour améliorer notre vision de la vie, nous la rendre plus gaie et la trouver plus légère !
6. *Certains signes doivent alerter.* Il est important de les connaître car, en cas de vraie dépression, il ne faut plus hésiter à consulter. Quelques séances de psychothérapie, accompagnées ou non de médicaments, peuvent alors éviter le pire.

Partie 2

Le coaching de Dr.Good!

Des outils « good mood » pour nous permettre de cultiver notre moral ou de remonter la pente en cas de coup de mou passager, heureusement, il y en a plein ! Une vaste panoplie dans laquelle chacun pourra piocher les conseils adaptés à ses besoins, quels que soient les ressorts qui le font vibrer. Quelques changements dans sa vie, ou le secours de plantes bien choisies peuvent suffire à retrouver et entretenir sa joie de vivre.

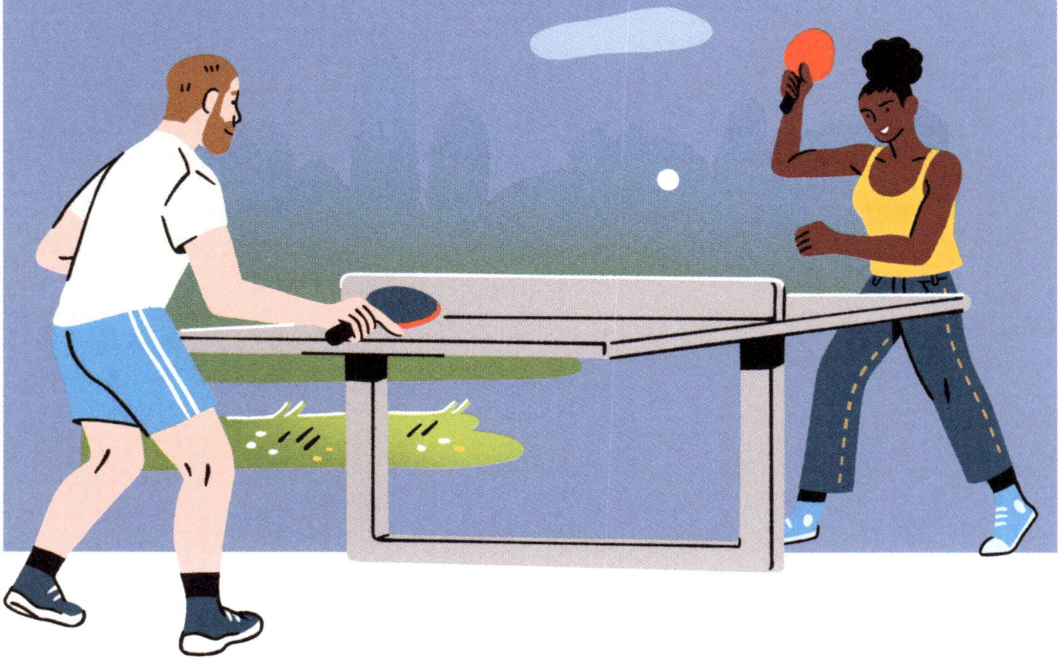

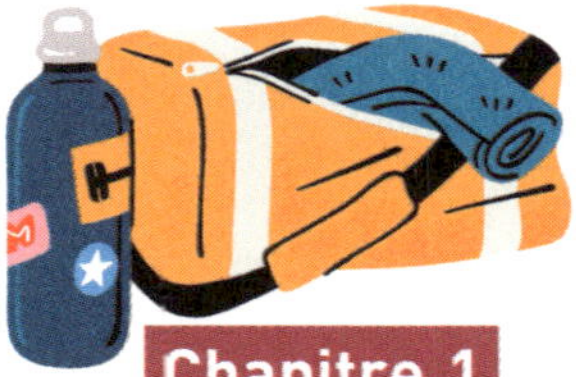

Chapitre 1

Bien dans mon corps, bien dans ma tête

Repas équilibrés, activité physique, lien avec la nature… Notre bonne humeur repose d'abord sur ces trois piliers « physiques » fondamentaux.

Le sport, le meilleur médicament anti-blues

Un peu, c'est déjà beaucoup !

Pratiquer une activité physique permet d'évacuer la tension. Mieux, durant l'effort, le cerveau libère les substances chimiques bonnes pour le moral. L'exercice entraîne la sécrétion des endorphines, ces hormones anti-fatigue naturelles qui suscitent un sentiment de bien-être et soulagent la douleur. Il fait aussi grimper le niveau de sérotonine dans le cerveau, comme le font les médicaments antidépresseurs. Et ceci, pour un coût bien moindre et sans effets secondaires !

Des effets au bout de 30 minutes

Eh oui, Il faut seulement 30 minutes de pratique pour déclencher des sécrétions bienfaisantes. Bonus : l'effet des endorphines dure environ trois quarts d'heure.

BONNE NOUVELLE

Le sport sur ordonnance

Les députés, viennent d'élargir en mars dernier la prescription du « sport sur ordonnance », d'abord réservé aux affections métaboliques de longue durée (diabète…), à la santé mentale. Effectuées auprès d'un professionnel qualifié, les séances peuvent alors donner droit à un remboursement par la plupart des mutuelles.

Celui de la sérotonine peut se prolonger de trois à cinq jours. Et, plus l'organisme est entraîné à produire ces hormones, plus il les sécrète vite et à des taux importants !

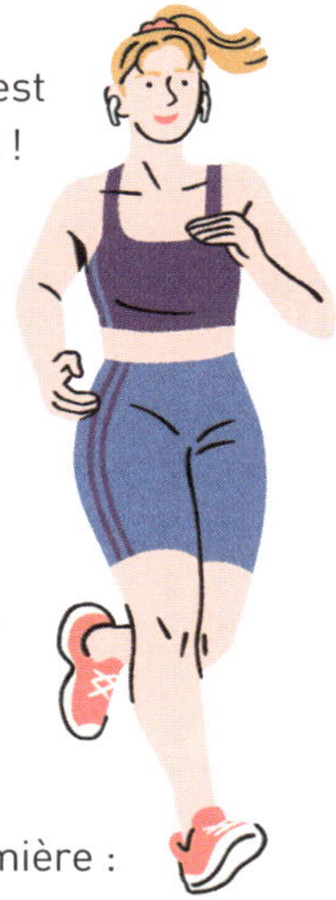

L'idéal, des séances régulières

L'Organisation mondiale de la santé (OMS) recommande à tous de pratiquer chaque semaine au moins deux heures et demie d'activité physique d'intensité modérée. En clair, une activité qui demande un effort, mais pendant laquelle on peut parler.

En pratique

Cinq séances de trente minutes ou bien une séance d'une heure et trois de trente minutes.

Quel sport choisir ?

Ce qui compte c'est le plaisir. Privilégiez une activité extérieure pour prendre la lumière : la marche tout simplement, le vélo (quitte à le choisir électrique), la natation pour se sentir allégé, la danse pour exprimer sa sensibilité. Les disciplines corps-esprit comme le *qi gong* ou le tai-chi-chuan qui agissent sur l'équilibre sont indiquées pour les personnes qui souhaitent déstresser (profil 2) car elles associent des mouvements lents à la respiration et à la concentration mentale.

Et comment me motiver ?

Pas toujours facile de trouver la motivation pour se bouger, mais voici trois astuces faciles à intégrer :

1. S'inscrire à un club ou à un cours : une bonne option pour la régularité (si l'on souhaite rentabiliser l'investissement), même si elle nécessite un peu d'organisation.
2. Embarquer des amis : en papotant, on ne voit pas le temps passer.
3. Se faire un planning : moins de bus le lundi, courses le mercredi, shopping le samedi... Prendre les escaliers le plus souvent possible : un étage grimpé, c'est 25 pas en moyenne. Cela fait toujours quelques petits bonus à ajouter.

Le minimum syndical : 6 000 pas par jour

Cassons un mythe. C'est bien 6 000 pas et non 10 000 comme on l'entend trop souvent. Ce nombre de 10 000 n'est pas une référence mais une traduction du nom d'un des premiers podomètres mis sur le marché, inventé par un Japonais dans les années 1960. Ouf ! car 6 000 pas par jour, c'est bien plus facile à réaliser. Vous verrez que c'est incroyable le nombre de situations dans la journée où l'on peut faire un peu d'exercice physique et arriver à ce total magique. Encore faut-il caser une heure par jour dans son agenda... Bien sûr, on s'y met progressivement pour les plus sédentaires.

7 H 26

C'EST, EN MOYENNE, LE TEMPS PASSÉ CHAQUE JOUR PAR LES FRANÇAIS EN POSITION ASSISE. ALORS, OUI, CHACUN A DROIT À LA PARESSE. MAIS, PLUS ON SE REMUE, PLUS ON GAGNE EN DYNAMISME.

Mon mini-planning

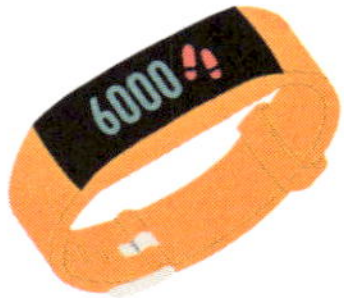

Partons du principe que 10 minutes de marche équivalent à 1 000 pas... Il n'y a plus qu'à choisir parmi les exemples suivants et les cumuler pour y arriver. À défaut de podomètre, si vous voulez vraiment compter, les smartphones d'aujourd'hui le font très bien.

10 minutes ou 1 000 pas, c'est :

- Prendre une pause pour sortir dans la rue plutôt que de faire une halte à la machine à café du bureau...
- Accompagner ses enfants à l'école à pied le matin (si elle se trouve à quelques rues du domicile).

15 minutes ou 1 500 pas, c'est :

- Descendre du bus ou du métro deux stations avant sa destination, ou faire une partie de son trajet maison-travail à pied.
- Faire une course vite fait en délaissant la voiture, à condition que le magasin soit un peu éloigné de votre domicile...

30 minutes ou 3 000 pas, c'est :

- Partir en balade après le déjeuner.
- Promener son chien !

LE BON CONSEIL DE

Dr. Good!

La marche afghane, entre sport et méditation

Cette technique utilisée par les caravaniers afghans, capables de marcher 60 km/jour, synchronise les pas et la respiration. En pratique : trois pas sur l'inspiration, un pas de rétention (les poumons sont pleins), trois pas sur l'expiration, un pas de rétention (les poumons sont vides), et on recommence. Donc 3-1/3-1

Du vert pour éviter de broyer du noir

Ah, la nature ! Elle nous fait un bien fou. Que l'on promène son chien en forêt, que l'on s'assoie sur un banc dans un parc ou que l'on contemple son jardin, se mettre au rythme de la vie végétale aide à évacuer fatigue et énervement et à reconstituer ses forces.

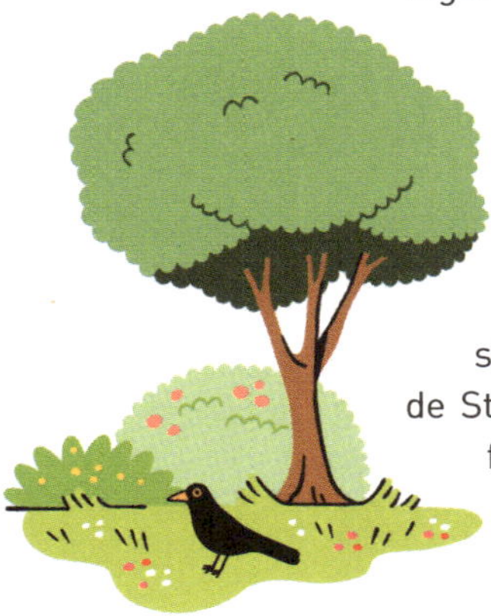

Promenons-nous dans les bois

Les bains de forêt, vous connaissez ? Le fameux *Shinrin-yoku* des Japonais représente un excellent moyen d'en bénéficier. Des études ont démontré que se reconnecter avec la nature et ouvrir ses sens à sa perception a des bienfaits sur le stress, les troubles du sommeil et les états dépressifs. L'une des plus célèbres (menée par le Pr Bratmana, de l'université de Stanford) a montré qu'au bout de quatre-vingt-dix minutes de marche en forêt, la zone du cerveau impliquée lorsque l'on broie du noir (le cortex préfrontal) était nettement moins active chez les randonneurs du dimanche. Qu'attendons-nous pour rejoindre les rangs des amateurs de « sylvothérapie » ? Une journée en forêt impacterait notre bien-être durant une semaine (idéal pour le profil 3) !

Un peu de vert suffit

- **Un parc, un square ou un petit jardin** offrent déjà un refuge pour les citadins en manque d'oxygène. Même quand la météo est peu clémente, prendre une grande bouffée d'air frais et de chlorophylle recharge en énergie positive. Et c'est encore plus vrai quand le soleil brille !
- **Un balcon et même quelques plantes** sont déjà sources de réconfort. Des chercheurs ont démontré qu'une simple image de verdure rend déjà l'humeur plus joyeuse : notre cerveau se « branche » sur une onde alpha, source de relaxation, et libère des vagues de sérotonine. D'autres scientifiques ont constaté que les patients hospitalisés dont la fenêtre donne sur un parc guérissent plus vite et avec moins d'antidouleurs que ceux dont la fenêtre ouvre sur un mur.
- **Au bureau, vive les plantes vertes !** Elles réduisent le stress professionnel. Et tant qu'à vivre en ville, emménager à côté d'un espace vert diminue aussi de 25 % le risque de dépression. Vous vous offrirez bien un peu de verdure ?

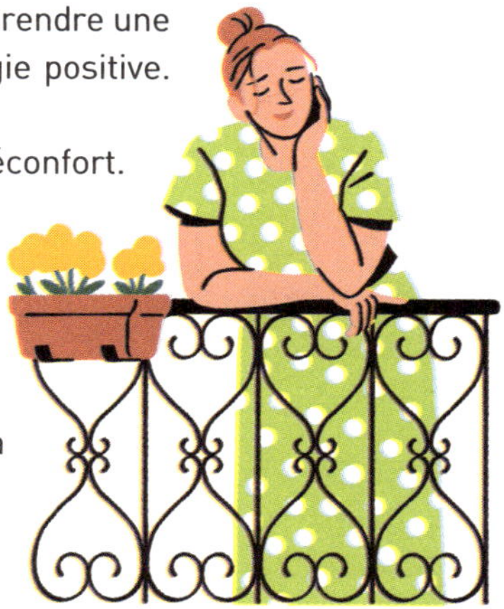

Deux façons de profiter de la « green thérapie »

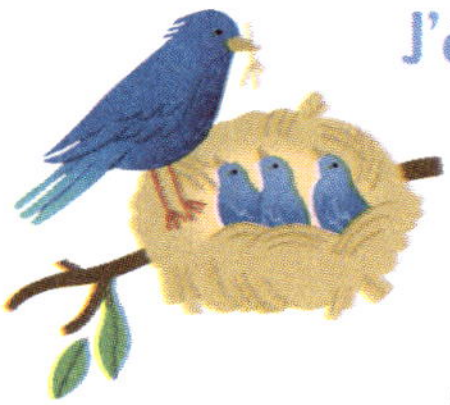

J'écoute les oiseaux

C'est un premier pas pour reprendre conscience de la nature qui nous entoure et bénéficier de ses bienfaits. Dès qu'on prend le temps d'écouter le chant des oiseaux, de les observer (au même titre que d'autres représentants de la faune, lézards, insectes…), nos sens vont se focaliser sur des éléments naturels. Des visions apaisantes dont il serait dommage de se passer.

Je mets les mains dans la terre

Interagir avec la nature, en plantant des arbres, des fleurs, en nourrissant ou préparant le sol, c'est non seulement faire quelque chose d'utile (l'estime de soi nous dit merci au passage), mais on soigne en même temps son corps et son mental. Jardiner une demi-heure réduit davantage le stress que de se reposer en lisant durant la même durée. Pas étonnant si les « jardins thérapeutiques » refleurissent dans les établissements médicaux, au bénéfice des soignants comme des malades (personnes âgées, autistes…).

Le bonheur est dans l'assiette

Le lien entre alimentation et moral n'est pas nouveau. Perte d'appétit du déprimé, ou au contraire envie de grignoter sans faim, par besoin de réconfort, pour apaiser l'angoisse ou combler l'ennui… Heureusement, certains aliments veillent sur notre stabilité.

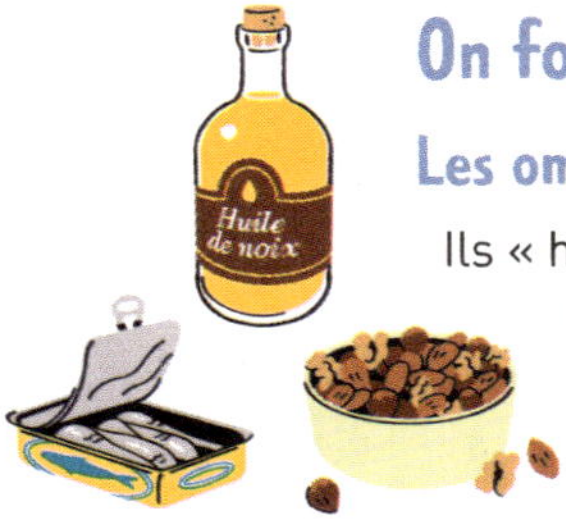

On force sur…

Les oméga-3

Ils « huilent » le cerveau, sont anti-inflammatoires et activent la libération de la sérotonine. À côté de leurs bienfaits cardiovasculaires, ils protègent ainsi contre déprime et troubles anxieux. Plusieurs études l'ont vérifié : les plus gros consommateurs de poisson ont 20 à 25 % de risque en moins de faire une dépression par rapport à ceux qui en mangent peu (profil 4).

Pour faire le plein :

- Du poisson dit gras (maquereau, sardine, espadon, thon, saumon, hareng) deux fois par semaine.
- De l'huile de noix, de colza ou de lin chaque jour (en remplacement des huiles de maïs et de tournesol).
- Également intéressants : les oléagineux (une petite poignée quotidienne de noix, amandes, noisettes, etc.) et les graines (lin, chia, courge…) à incorporer dans les plats.

Les vitamines B

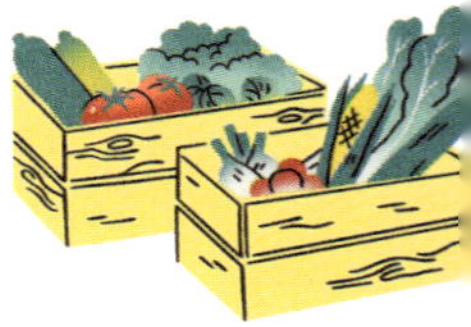

B comme bien-être aussi… car elles participent à la synthèse des neuromédiateurs du plaisir.

Pour faire le plein :

- La **B3** se trouve surtout dans le foie, les viandes blanches et les poissons gras.
- La **B6** abonde également dans le foie, les poissons gras, la viande, ainsi que dans les lentilles, l'avocat et la banane.
- La **B9** (ou folates) se cache encore dans le foie, le poulet et les poissons gras, mais les légumes en contiennent aussi (épinard, fenouil, choux, betterave, salade, tomate), de même que l'avocat, la levure de bière et le germe de blé (à saupoudrer sur la soupe, les légumes, les salades).
- La **B12** se puise surtout dans les produits animaux (abats, huîtres, poissons, jaune d'œuf, coquillages). C'est pourquoi le régime végan expose à un risque de déficit. Les légumineuses, la levure en paillettes et le germe de blé peuvent compenser en partie.

Le magnésium

On l'a vu (p. 16), il diminue la nervosité et est présent à petite dose dans presque tous les aliments. Cependant, une majorité de Français en est carencée (profil 1).

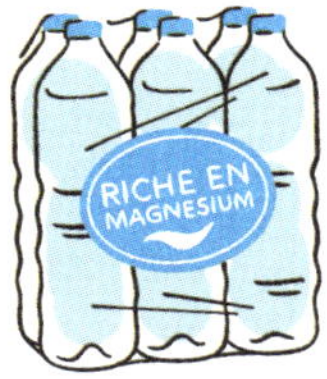

Pour faire le plein : Forcer sur le cacao, le soja, les céréales complètes, les coquillages (palourdes, coques, bigorneaux), les fruits secs (amandes, noix, etc.), les légumineuses (lentilles, haricots blancs, pois cassés, pois chiches), la levure de bière et certaines eaux minérales (Rozana, Hépar, Quézac, Badoit, Contrex).

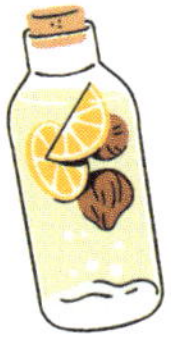

Les prébiotiques et probiotiques

Ils sont essentiels pour nourrir les bonnes bactéries de notre microbiote intestinal (notre « deuxième cerveau »). Les probiotiques apportent directement des micro-organismes vivants qui leur viennent en renfort, les prébiotiques sont des sortes de « friandises » qui favorisent la croissance des probiotiques. Résultat : une flore abondante, variée et en pleine forme !

Pour faire le plein :

- Mettre l'accent sur les fruits et légumes (asperge, topinambour, oignon, salsifi), les légumineuses, les aliments fermentés (kéfir) et les céréales complètes.
- La prise de compléments à base de *Lactobacillus helveticus* et *Bifidobacterium longum* pendant trente jours permet aussi d'améliorer plus rapidement les symptômes de stress et d'anxiété.

LE BON CONSEIL DE

Dr. Good!

Les aliments à limiter

Quand on déprime, on a le réflexe de se tourner vers des aliments doudous, riches en sucre et en gras car ils activent le circuit de récompense. Mieux vaut les éviter, notre corps nous remerciera. On bannit donc les sucreries (on peut se faire plaisir, mais on limite au max), la junkfood (bourrée de gras, de sel et de sucres rapides), les aliments à index glycémique élevé (céréales et féculents raffinées), sans oublier l'alcool, bien sûr.

Les protéines

Elles recèlent de tryptophane et tyrosine, des acides aminés qui participent à la fabrication des hormones de la bonne humeur.

Pour faire le plein : Quand on ne mange pas de viande (agneau, poulet), ni d'œuf, il faut augmenter les produits laitiers, le tofu, les légumineuses, les oléagineux et les céréales complètes.

Des « mood food » à mettre plus souvent au menu

En période de « spleen » forcer sur ces aliments peut aider à recolorer plus vite la vie en rose.

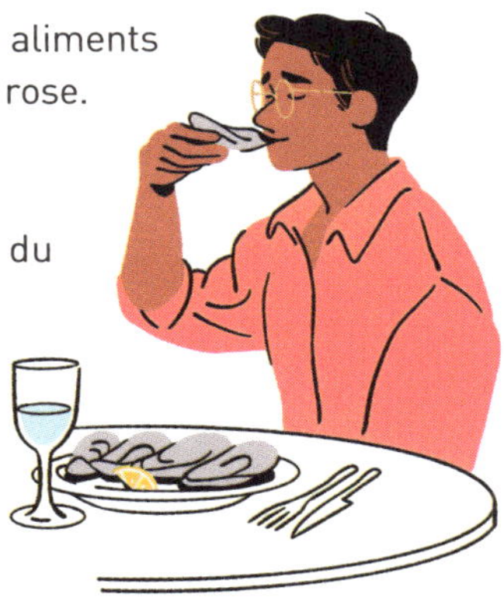

L'huître

Sous la coquille, des vitamines du groupe B, de la taurine qui stabilise l'humeur, et du sélénium, un essentiel dont on a prouvé qu'il était en insuffisance chez les dépressifs.

La bonne dose : Au moins une douzaine par semaine.

L'épinard

Il apporte une bonne dose de vitamine B9 (acide folique), qui contribue à la fabrication de la sérotonine et de la dopamine, donc à l'équilibre de l'humeur.
La bonne dose : aussi souvent que possible, comme les légumes verts à feuilles (blette, mâche).

Le parmesan

Le calcium qu'il contient stimule la sécrétion de la sérotonine et de l'acétylcholine, un neurotransmetteur qui participe à la communication entre les neurones. Il apporte en outre de la tyrosine, substance-clé de la bonne humeur, de l'acide glutamique, utilisé par le corps pour fabriquer du GABA (neurotransmetteur antistress et anti-anxiété), et du tryptophane apaisant.
La bonne dose : 3 fois par semaine.

Le saumon

Concentré en oméga-3 antidépression, mais aussi en vitamine D impliquée dans l'état psychologique car elle agit sur les messagers chimiques de l'humeur.
La bonne dose : 1 à 2 fois par semaine.

LE BON CONSEIL DE Dr. Good!

On prend le temps de bien manger

Vingt minutes, c'est le temps minimum à accorder à nos repas. D'abord parce que cela permet à notre cerveau d'envoyer un signal de satiété à notre estomac (en clair, inutile de se resservir). Ensuite, car nos repas nourrissent aussi notre esprit. Mangez donc en pleine conscience en faisant appel à tous vos sens (vue, goût, toucher...) pour apprécier les saveurs des aliments. Et prendre du plaisir !

La noix de pecan

Une bombe d'acides gras oméga-3 qui régulent émotions et humeurs, de magnésium et de thiamine (vitamine B1), impliquée dans le système nerveux et réputée efficace contre les troubles de l'humeur et l'irritabilité.
La bonne dose : une dizaine par jour.

Le safran

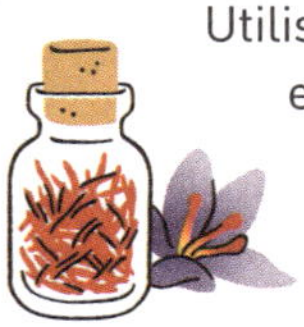

Utilisé en médecine persane pour lutter contre la déprime (on dit qu'il rend « calme et joyeux ») ainsi qu'en médecine chinoise pour ses vertus sédatives, « l'or rouge » apaise.
La bonne dose : on en parfume ses plats de riz, de pâtes, et ses soupes, et on en fait des infusions : une mini-pincée de safran (10 stigmates maximum) dans 1 cuillerée à café de miel, versée dans de l'eau bouillante ou du thé vert ou rouge.

La choucroute

Riche en lactoferments (des probiotiques, ou bonnes bactéries), elle agit favorablement sur le microbiote intestinal.
La bonne dose : 1 fois par semaine.

L'avocat

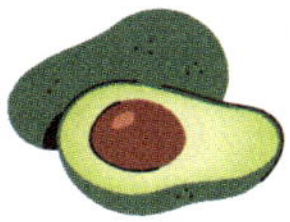

Une mine de vitamines du groupe B, dont la vitamine B9 essentielle à l'équilibre des humeurs et des émotions. En prime, du magnésium, et un effet coupe-faim qui évite de craquer sur des sucreries.

La bonne dose : au moins 2 fois par semaine.

La patate douce

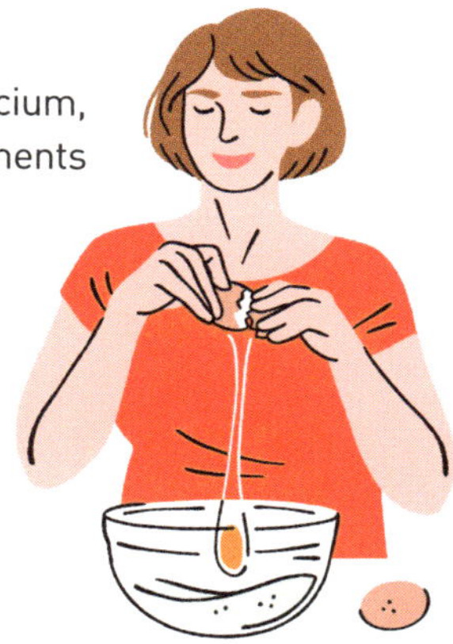

Riche en pigments antioxydants, elle recèle aussi une bonne quantité de calcium, zinc, potassium et vitamines du groupe B, autant de minéraux et oligoéléments indispensables à l'équilibre nerveux.

La bonne dose : 1 fois par semaine.

L'œuf

Excellente source de protéines, il est riche en bons acides gras (s'il est bio ou filière Bleu-Blanc-Cœur), en tryptophane qui donnera la sérotonine bienfaisante, et en vitamine D qui participe à la bonne humeur.

La bonne dose : 4 à 6 par semaine.

Les graines de lin

Oméga-3 en pagaille et vitamines du groupe B (dont la B9) : ces graines ont tout bon ! En prime, elles facilitent le transit en douceur. À consommer broyées ou sous forme d'huile de lin (à conserver au frais).

La bonne dose : 2 cuillerées à soupe par jour (sous l'une ou l'autre forme).

Les flocons d'avoine

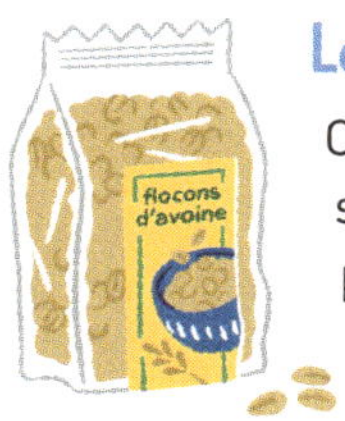

Cap sur le porridge ! Au menu, vitamines du groupe B bénéfiques pour retrouver sa joie de vivre, magnésium pour une meilleure sérénité, le tout sans faire grimper en flèche la glycémie, ce qui accentuerait les désastreux « up and down » du moral.

La bonne dose : au moins 2 à 3 fois par semaine.

Le quinoa

Très riche en magnésium, qui aide à mieux dormir et à retrouver sa sérénité, la petite graine venue des Andes contient aussi du tryptophane, permettant ainsi de relever le niveau de sérotonine.

La bonne dose : 2 à 3 fois par semaine, pour changer des pâtes.

L'orange

Sa vitamine C donne un coup de fouet et intervient dans la fabrication de la dopamine. Mais elle contient aussi de la vitamine B9 et un peu de magnésium : tout pour remonter la pente !

La bonne dose : 1 par jour (ou 2 tous les 2 jours) entière ou fraîchement pressée.

La vanille

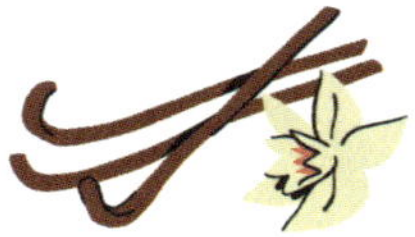

Elle est connue de longue date pour remonter le moral des personnes déprimées et stimuler le système nerveux. On évite les extraits artificiels (ou sucres parfumés) et on la choisit en gousse ou sous forme d'essence.
La bonne dose : 1 à 2 gouttes par jour dans un dessert, un plat ou une boisson.

Trois idées de menus types

Riches en mélatonine, en tryptophane (son précurseur), en polyphénols antioxydants et en « mood food », ils devraient nous garantir des journées dynamiques et un sommeil réparateur !

Menu 1

- **Petit déjeuner :** Œuf, banane, flocons d'avoine dans du lait ou morceau de fromage, le tout arrosé de thé vert qui protège de la déprime[1].
- **Déjeuner :** Salade de saison ; tranche de foie accompagnée de riz complet ; yaourt avec du miel, du gingembre confit ou des fruits rouges.
- **Dîner :** Soupe (saupoudrée de levure de bière, de germe de blé ou de spiruline) ; salade de tomates ; poêlée légumineuses/légumes verts/épices (type chili *sin carne*) ; orange en dessert.

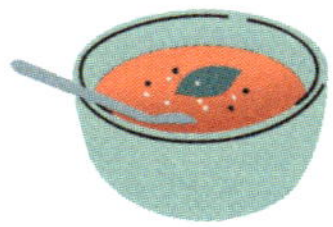

Menu 2

- **Petit déjeuner :** Thé ou café ; porridge maison (flocons d'avoine, lait d'amande, copeaux de noix de coco, noix de pécan, vanille) ; 2 clémentines.
- **Déjeuner :** Avocat aux crevettes sauce citron ; brochette de poulet grillé au romarin ; quinoa et sauce tomate ; salade de mâche au parmesan.
- **Dîner :** Soupe de lentilles corail au safran ; purée de patate douce ; crème dessert à la vanille.

Menu 3

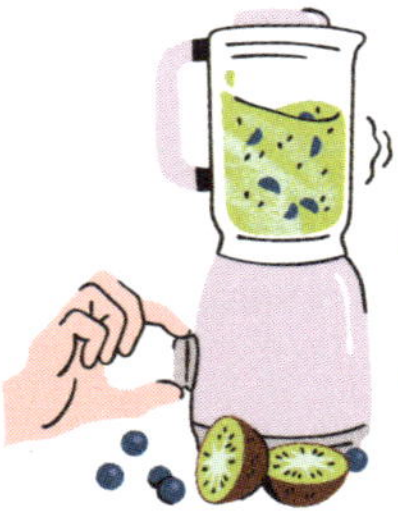

- **Petit déjeuner :** Thé ou café ; smoothie d'hiver (carotte, orange, ananas + graines de lin moulues) ; 1 œuf coque ; 2 tranches de pain beurrées.
- **Déjeuner :** 6 huîtres ; pavé de saumon grillé au citron ; épinards à la crème ; 1 kiwi.
- **Dîner :** Salade d'endives, betterave, pomme, noix et parmesan ; risotto aux petits pois et fèves ; mangue rôtie à la vanille.

DITES-MOI DR.GOOD ?

Et la collation ?

Au goûter, la bonne idée : une poignée d'amandes ou un carré de chocolat noir (70 % minimum de cacao pour un maximum d'antioxydants, de magnésium et de théobromine qui augmentent les effets de la sérotonine) avec une tasse de thé.

1. selon une étude de janvier 2020 dans *BMC Geriatrics*.

Les médecines douces à la rescousse

Que l'on y recoure pour aller mieux ou en prévention, de nombreuses disciplines peuvent aider à se forger un moral apaisé et plus résistant. Il est évidemment possible de les conjuguer pour un maximum d'effet.

Les plantes qui remontent le moral

La phytothérapie tient la dragée haute aux médicaments

L'avantage des plantes ? Nettement moins d'effets indésirables et une efficacité prouvée.

Le millepertuis, adoubé par les autorités

Utilisé depuis le Moyen Âge pour soigner les troubles psychologiques, il a fait l'objet de plus de 50 études cliniques depuis la fin des années 1980. Son efficacité est comparable aux antidépresseurs, sans leurs effets secondaires. Une action reconnue par l'OMS qui le recommande comme « traitement à court terme des manifestations dépressives légères et transitoires » (utile pour le profil 3).

Le bon mode d'emploi : Disponible en gélules sans ordonnance en pharmacie, le millepertuis entraîne toutefois de nombreuses interactions médicamenteuses (il perturbe les effets des anticoagulants et anticonvulsivants, de la ciclosporine, etc.). C'est pourquoi la prudence recommande d'en parler avec son médecin avant d'y recourir. Comme il met un peu de temps à agir, il faut parfois jusqu'à quatre semaines avant que ses effets se manifestent pleinement et le prendre pendant trois à six mois pour un bénéfice durable, puis diminuer progressivement les prises avant l'arrêt total.

Le griffonia dope la sérotonine

Le *Griffonia simplicifolia* est un bon remède pour retrouver gaieté et joie de vivre. Cette plante médicinale africaine contient en effet du 5HTP, un précurseur de la sérotonine. Elle est d'ailleurs parfois utilisée pour accompagner le sevrage des antidépresseurs.

Le bon mode d'emploi : Elle n'a quasiment aucune contre-indication (sauf la grossesse). Avantages : elle améliore également le sommeil et calme les compulsions sucrées. On la choisit sous forme de gélules (dosées à 50 mg de 5HTP), et on en prend 2 à 16 heures et 2 au coucher. Cure de trois semaines à un mois, renouvelable après une semaine d'interruption.

DES AUXILIAIRES « SPÉCIAL DÉTENTE »

La passiflore, la valériane, l'eschscholtzia, la mélisse ou encore l'aubépine diminuent la nervosité et aident à retrouver un bon sommeil.

La rhodiola

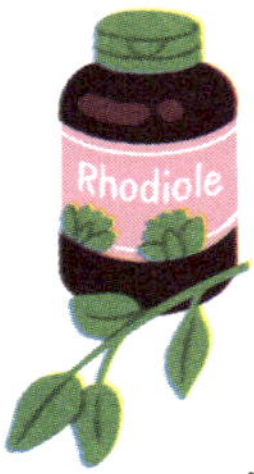

Efficace, la *Rhodiola rosea*, une plante qui aide l'organisme à s'adapter à la pression extérieure, mais qui booste également le moral, présente l'intérêt d'agir rapidement, dès la première semaine.

Le bon mode d'emploi : On la choisit idéalement en teinture-mère (30 gouttes dans un verre d'eau) ou en gélules (2 gélules dosées à 250 mg/gélule), pendant 3 semaines par mois (on peut recommencer la cure après une semaine d'interruption), et plutôt pendant la journée : une prise au petit déjeuner et une au dîner (profil 2).

Les huiles essentielles qui dopent l'optimisme

Les huiles essentielles présentent de nombreux principes actifs qui peuvent agir efficacement sur le moral et les émotions.

Ylang-ylang

La *Cananga odorata* apaise les émotions, redonne de l'optimisme… et regonfle également une libido en chute libre (ce qui va souvent de pair avec la déprime).

Comment l'utiliser ? 1 goutte sur les poignets à respirer longuement, ou, par diffusion : 5 gouttes + 10 gouttes d'huile essentielle de citron, pendant 5 minutes, 3 fois/jour (profil 3).

Camomille romaine (ou noble)

Le *Chamaemelum nobilis* libère de la frustration, calme les angoisses ou un choc nerveux et favorise le sommeil. Après une journée agitée, on peut compter sur les effets rapides de cette huile essentielle.

Comment l'utiliser ? On la respire au flacon pendant 2 minutes, on la dépose pure (1 goutte) sur le plexus solaire ou les poignets, ou même on la prend par voie orale (1 goutte sur un petit sucre, 1 cuillerée à café de miel ou 1 comprimé neutre) 3 fois par jour (profil 1).

Petit grain bigarade

La senteur d'enfance de cet agrume (*Citrus aurantium ssp. Amara folia*) apaise, rassure en cas de tension nerveuse, et balaie soucis et humeur morose. **Comment l'utiliser ?** On en dépose 2 gouttes (pures) au creux du poignet et sur les tempes près du cuir chevelu, en massant doucement. Ou on le prend par voie orale : 1 goutte diluée dans 1 cuillerée à café de miel de lavande ou d'oranger (profil 2).

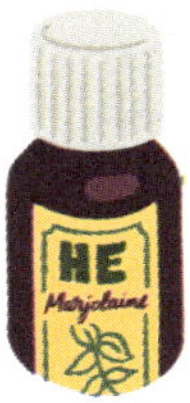

Marjolaine à coquilles

L'*Origanum majorana*, proche de l'origan et très aromatique, allège pression et responsabilités, calme l'hypersensibilité et l'excès de tension nerveuse. **Comment l'utiliser ?** On en dépose 2 gouttes sur un mouchoir, à respirer profondément pendant 2 minutes, ou 2 gouttes sur les poignets avant de masser doucement, 1 à 3 fois/jour pendant 2 à 15 jours (profil 4).

DITES-MOI DR.GOOD ?

Quelles contre-indications pour les huiles essentielles ?

Les huiles essentielles ne doivent pas être utilisées par les femmes enceintes et les jeunes enfants. En cas d'application cutanée, elles peuvent être allergisantes (un petit essai sur la peau est plus prudent), et parfois photosensibilisantes (attendre 8 heures avant de s'exposer au soleil).

LE BON CONSEIL DE Dr.Good!

Dans le bain aussi

Voici un mélange qui apaise la nervosité, l'angoisse et booste la bonne humeur :
3 gouttes d'huile essentielle de lavande officinale
+ 3 gouttes d'huile essentielle de bergamote
+ 3 gouttes d'huile essentielle de mandarine dans une base neutre spéciale (en pharmacie) ou un peu de lait.

Les fleurs de Bach rétablissent l'harmonie

Il s'agit de préparations à base d'essence de fleurs, qui ont été mises au point au début du XXe siècle par un médecin anglais dans le but de traiter les états émotionnels négatifs. Elles méritent d'être essayées, même si aucune étude scientifique n'a confirmé leur efficacité.

Quelle fleur de Bach pour quelle émotion ?

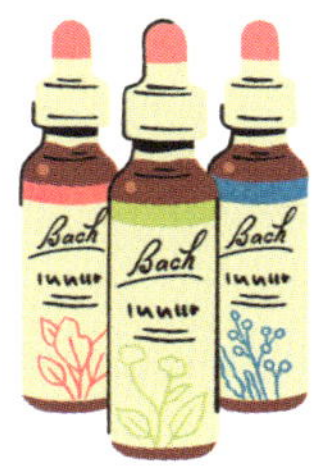

- Vous êtes abattu et manquez de confiance en vous : Larch (le mélèze) vous rendra l'audace d'entreprendre.
- Vous êtes triste et nostalgique du passé : Honey Suckle (le chèvrefeuille) vous redonnera confiance en l'avenir.
- Vous êtes déprimé sans motif apparent : Mustard (la moutarde) permet de relativiser et de retrouver du plaisir.
- Vous êtes maussade et manquez d'entrain : Hornbeam (le charme) vous rendra la vie plus gaie.

- Vous êtes pessimiste, la situation vous semble insoluble : Gorse (l'ajonc) va vous rendre espoir et courage.
- Vous vous sentez écrasé par les responsabilités : Elm (l'orme) renforcera vos forces mentales et physiques.
- Vous avez subi un choc émotionnel : Star of Bethlehem (la Dame de onze heures) vous aidera à vous en remettre.

Le bon mode d'emploi

On trouve les fleurs de Bach dans les magasins diététiques, et elles ne présentent aucune contre-indication. En traitement de fond, déposer 4 gouttes pures sous la langue 2 fois par jour, ou 16 gouttes dans sa bouteille d'eau habituelle (à boire tout au long de la journée). Il est possible d'aller jusqu'à 4 prises par jour au moment d'une crise, ainsi que de mélanger plusieurs élixirs (5 maximum).

DITES-MOI DR.GOOD ?

Le chanvre : légal ? efficace ?

L'un des composés du cannabis, le cannabidiol (CBD), est en vente libre en France, et l'Union européenne a confirmé son caractère légal fin 2020. Ce CBD est connu pour ses effets relaxants et antidouleur, mais il ne fait pas « planer ». On le trouve en tisanes, sous forme de e-liquide à vapoter, mais surtout en gouttes ou en gélules. Il diminue vraiment stress et crises de découragement.

La luminothérapie : revoilà la lumière

L'efficacité de la luminothérapie est reconnue depuis plus de treize ans par la Haute Autorité de Santé, que ce soit en prévention ou pour traiter la déprime.

Dans quel cas ?

Pour ceux qui n'aiment pas l'hiver et n'ont pas la chance d'habiter sous les tropiques. La lumière du jour a un effet euphorique et antidépresseur. Exposé au soleil, le cerveau produit de la sérotonine en quantité et libère des endorphines. Sans oublier que nous avons besoin de lumière pour synchroniser notre horloge biologique. Quand les nuages ne se lèvent pas et que cette denrée vitale se fait rare, la photothérapie propose de compenser le manque.

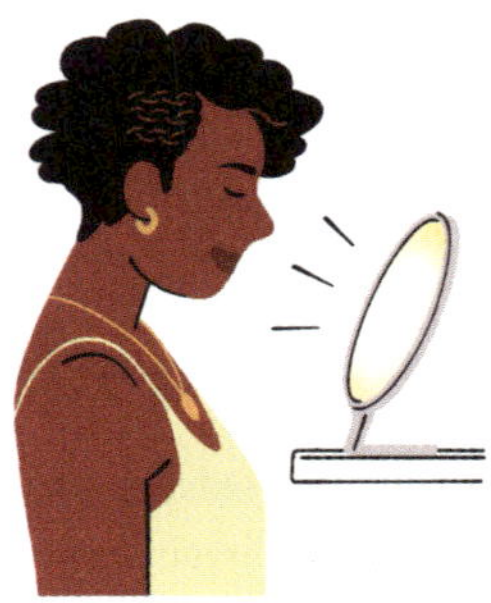

Où se déroulent les séances ?

Des kinésithérapeutes proposent des séances en cabine, sur ordonnance, mais on peut aussi en faire chez soi, grâce à des lampes spéciales, vendues maintenant un peu partout (magasins d'électroménager), qui, en reproduisant la lumière du soleil, stabilisent l'humeur.

Les règles pour bien procéder

Il faut utiliser une lampe qui émet une lumière blanche d'au moins 10 000 lux d'intensité. L'idéal consiste à s'exposer au minimum 30 minutes chaque matin, en se plaçant à 30 centimètres maximum du panneau lumineux. On peut prendre son petit déjeuner ou lire pendant ce temps. Le bénéfice se manifeste entre 4 et 14 jours plus tard. Huit personnes sur dix se sentent mieux en moins de deux semaines.

Rééquilibrer corps et esprit

S'accorder des pauses « revitalisantes » pour casser notre rythme de vie effréné, c'est essentiel ! Les disciplines qui combinent relaxation et respiration travaillent en même temps sur les sensations du corps et l'apaisement du mental.

Réapprendre à respirer pour gagner en sérénité

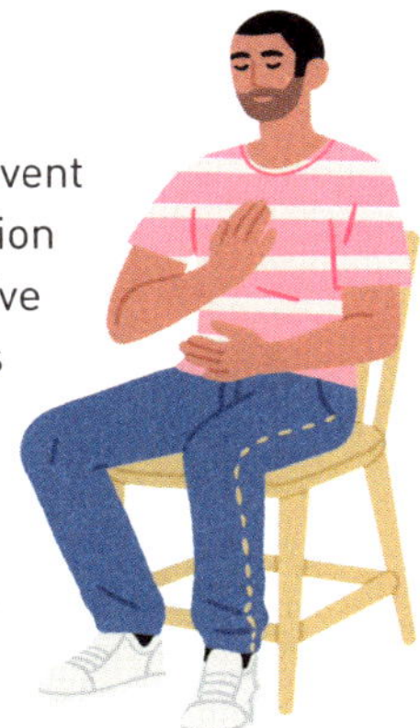

Arrêtez-vous un instant sur votre respiration. Rapide ? Superficielle ? C'est souvent la faute au stress, à la mode vestimentaire et aux heures passées en position assise qui compriment le diaphragme. Cela entraîne une élimination excessive du gaz carbonique acide et aboutit à une alcalinisation de toutes les cellules de l'organisme. Les neurones y étant particulièrement sensibles, le système nerveux devient « hyperexcitable ». D'où l'intérêt d'apprendre la « bonne » respiration. C'est l'outil le plus simple et le plus efficace pour se libérer en quelques minutes de toutes les tensions émotionnelles, comme une télécommande reliée directement au cerveau avec la consigne « sérénité » (profil 4).

En pratique

- Installez-vous confortablement en position allongée ou assise, les yeux fermés si besoin.
- Placez une de vos mains sur le ventre, l'autre sur le thorax afin de mieux ressentir les mouvements de votre respiration.
- Inspirez lentement par le nez, sans lever les épaules, mais en gonflant tout votre ventre (durant 8 secondes si possible).
- Faites une petite pause de 2 à 4 secondes pour bien laisser pénétrer l'oxygène.
- Puis expirez le plus lentement possible (pendant 8 secondes si possible), en rentrant progressivement le ventre, en imaginant qu'il aille toucher votre colonne vertébrale.
- Après une nouvelle apnée de quelques secondes pour conserver le gaz carbonique, redémarrez un cycle lent et ample.

La bonne routine : Recommencez au minimum 3 fois de suite et essayez de vous entraîner le matin dès le lever et le soir avant de vous coucher.

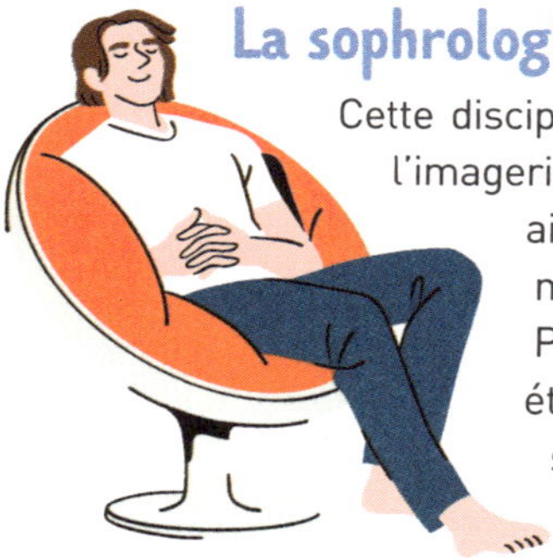

La sophrologie pour chasser les idées noires !

Cette discipline combine la relaxation, liée à la respiration abdominale profonde, avec l'imagerie mentale, qui appelle à visualiser une scène agréable et positive. Elle réussit ainsi à la fois à détendre le corps et à canaliser les pensées. Un atout pour mieux gérer son stress, mais aussi pour renforcer ses ressources positives. Pour preuve : l'OMS la recommande en accompagnement du traitement des états anxieux et dépressifs. Deux à cinq séances avec un coach suffisent à s'initier aux exercices. Mais, ensuite, pas de miracle : seul un entraînement régulier permet d'en tirer le maximum de bénéfices (utile si vous êtes profil 1).

En pratique

L'exo du ballon pour évacuer nos contrariétés

- Prenez le temps de vous installer dans une position confortable et de ressentir votre respiration, calme et profonde.
- Imaginez des ballons que l'on tient par une ficelle. On peut voir un ou plusieurs ballons qui peuvent être de la couleur que l'on souhaite.
- Laissez vos pensées vous envahir. Peut-être que vous identifiez une pensée désagréable, un tracas, une contrariété...
- Essayez de mettre chaque souci qui vous arrive à l'esprit dans un des ballons.
- Puis laissez s'envoler ces ballons, un à un, dans un beau ciel bleu, ensoleillé, imaginaire, et regardez-les disparaître au loin.
- Prenez le temps de savourer alors ce moment d'apaisement.

LE YOGA POUR BOOSTER SON MORAL

Une expérience a montré qu'après six semaines de pratique intensive du yoga, des personnes dépressives perçoivent les mêmes effets que sous médicaments antidépresseurs. Il y a sûrement un cours près de chez vous pour essayer.

Cinq massages qui stimulent les points anti-déprime

Le shiatsu, une technique de massage japonaise, repose sur les mêmes bases que l'acupuncture, mais, cette fois, pas besoin d'aiguille. Les doigts vont faire le travail et stimuler certains points réflexes situés le long des méridiens. Les praticiens de shiatsu dispensent des séances d'environ une heure dont on ressort profondément apaisé et rechargé en énergie. Pour trouver un thérapeute près de chez soi, on peut aller sur le site de la Fédération française de shiatsu traditionnel (ffst.fr).

En pratique

C'est sans doute un peu moins bien, mais il est possible de pratiquer quelques exercices de shiatsu chez soi. Masser les cinq points suivants vous aidera à repousser le découragement et autres émotions négatives. Travaillez chaque point durant 2 à 5 minutes, et n'hésitez pas à répéter la séance 2 à 3 fois par jour.

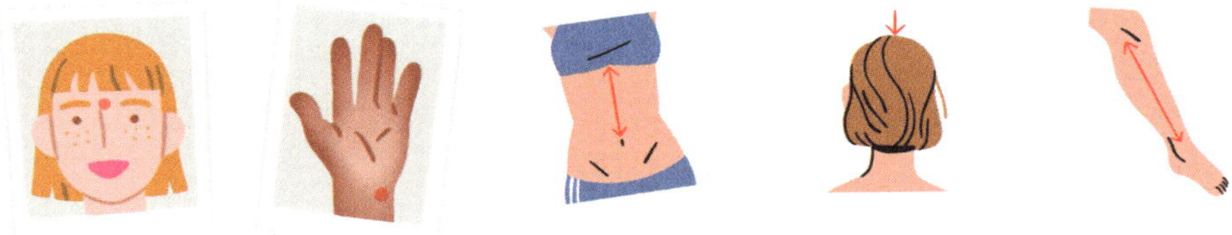

1 2 3 4 5

1. Massez le point situé en plein centre du front. Et stimulez-le en tapotant avec le bout de vos doigts.
2. Massez toute la zone le long de la pliure interne du poignet.
3. Massez tout le long de la ligne verticale entre le sternum et le nombril par pression et rotation, avec l'extrémité de l'index ou du pouce. Procédez du haut vers le bas pour vous détendre, ou du bas vers le haut si, à l'inverse, vous avez plutôt besoin d'être tonifié.
4. Massez le point situé au centre du crâne.
5. Massez les deux faces latérales (intérieures et extérieures) des jambes, de la cheville jusqu'au genou.

DITES-MOI DR.GOOD ?

Un oligo-élément en complément ?

Le lithium lutte contre l'irritabilité et les troubles légers du sommeil. Sous forme d'oligo-élément, il est accessible sans ordonnance et dénué d'effets secondaires. Seules les femmes enceintes et les enfants de moins de 6 ans doivent s'abstenir par prudence. À demander au pharmacien sous forme d'ampoules (1 à 2 par jour pendant environ un mois).

Des granules homéo à essayer

L'homéopathie ne fait pas l'unanimité. Pourtant, s'il est un domaine où elle a fait ses preuves, c'est dans le traitement des troubles de l'humeur (étude Epi 3). L'idéal est qu'un médecin homéopathe vous prescrive un traitement personnalisé, adapté précisément à votre situation et à votre personnalité. Mais il n'y a aucun risque à tenter l'option automédication.

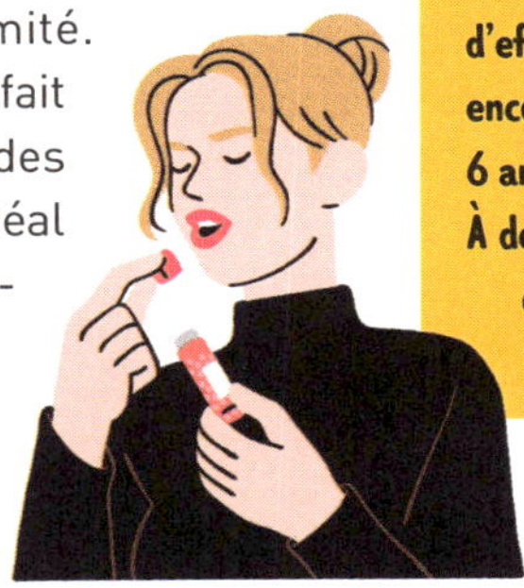

En pratique

À essayer :

- *Natrum muriaticum* 9 CH, si la tristesse s'accompagne d'un désir de solitude, de ruminations et de fringales portant vers les mets salés.
  Posologie : 4 granules chaque matin et même 3 fois par jour au début.
- *Phosphoricum acidum* conviendra mieux face à une déprime qui survient après un surmenage ou un chagrin, s'accompagne d'insomnie et de repli sur soi, avec la sensation d'être épuisé intellectuellement et nerveusement.

Posologie : 1 dose en 7 CH le premier jour, puis en 9 CH le deuxième jour, en 15 CH le troisième et enfin une dose en 30 CH le quatrième jour.

- *Kalium phosphoricum* 9 CH est indiqué lorsque le manque d'énergie est dû au poids des soucis.
  Posologie : 3 granules au réveil et au coucher.
- *Sepia* convient aux personnes découragées, pessimistes, qui n'ont plus goût à rien et préfèrent rester seules.
  Posologie : 4 granules chaque matin en 9 CH ou 1 dose/semaine en 15 CH pendant un mois.
- *Ignatia amara* 9 CH s'adresse aux personnes très émotives, qui ruminent, broient du noir, soupirent souvent, pleurent facilement et sont angoissées (difficultés à respirer).
  Posologie : 5 granules de préférence le matin, plusieurs jours de suite.

Le bon mode d'emploi

Verser les petites sphères dans le capuchon prévu à cet effet (en tenant le tube à l'envers), puis directement dans la bouche, en les laissant fondre lentement sous la langue. Si vous hésitez sur le bon remède, il n'y a aucun inconvénient à en avaler plusieurs simultanément. En revanche, il faut absorber ces granules un quart d'heure avant de manger, boire ou fumer. On espace au fur et à mesure que les symptômes s'améliorent et on arrête quand tout est rentré dans l'ordre. Certaines combinaisons toutes faites de traitements homéopathiques contre le stress peuvent également être trouvées en pharmacie.

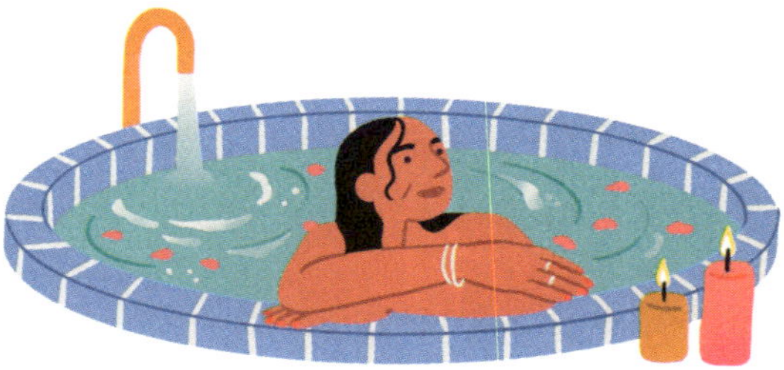

UNE PETITE CURE ET ÇA REPART !

L'étude Stop Tag (janvier 2008) a démontré l'efficacité d'une cure thermale de 18 jours sur l'anxiété : un patient sur deux ressent une amélioration pendant au moins six mois. Il faut dire que sortir de son isolement ou de son environnement pour se faire « chouchouter » ne peut que faire du bien (surtout pour profil 3). Cinq centres sont habilités pour la prise en charge des troubles psychosomatiques : Saujon (Charente-Maritime), Néris-les-Bains (Allier) ; Divonne-les-Bains (Ain) ; Ussat-les-Bains (Ariège) et Bagnères-de-Bigorre (Hautes-Pyrénées).

Il faut une ordonnance de son médecin traitant et demander une prise en charge à la Caisse primaire d'assurance maladie (le voyage et l'hébergement restent généralement à charge).

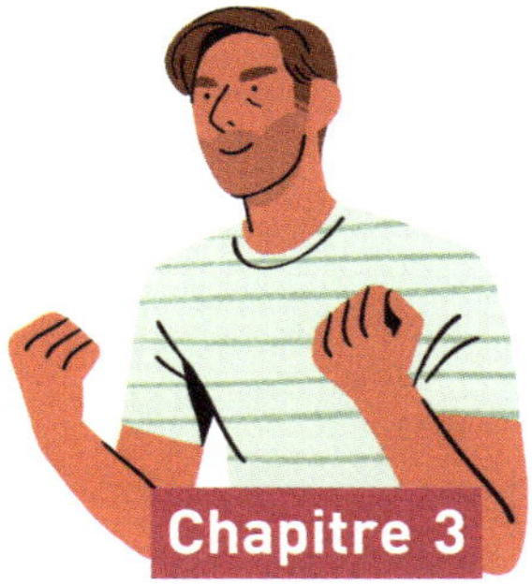

Chapitre 3

Nos ressources perso pour retrouver un moral d'acier

Pas besoin de gros moyens ou de pilule miracle pour acquérir un mental à toute épreuve. La solution est en nous, et il existe de multiples façons simples et efficaces de l'activer. Vite, découvrez notre « tout doux liste » pour se faire du bien !

Je fais donc je vais bien

Le « bonheur d'être occupé », ou ce que les Japonais appellent Ikigai. Pour trouver le sien, ils conseillent de se demander : Qu'est-ce que j'aime faire ? Pour quoi suis-je doué ? De quoi mon entourage a-t-il besoin ? Puis ils recommandent de s'efforcer de mettre en œuvre au moins un peu chaque jour son Ikigai : danser, peindre, photographier, cuisiner, fabriquer des bijoux, se sentir utile, etc. Essayez, chaque jour, de mettre un peu d'Ikigai dans votre quotidien !

Cinq idées pour cultiver son bonheur

1. Créer du beau fait du bien

Jouer d'un instrument de musique, confectionner un bouquet, cuisiner, dessiner, créer un vêtement. Le fait de s'extirper d'un quotidien sous tension pour travailler sur une œuvre d'art pendant 45 minutes diminue l'anxiété et réduit le niveau des hormones du stress. Si vous n'avez pas encore découvert votre âme d'artiste, il n'est jamais trop tard pour s'inscrire à un cours de guitare, de piano, de peinture ou de poterie… ou renouer simplement avec le plaisir du coloriage (faire des mandalas par exemple).

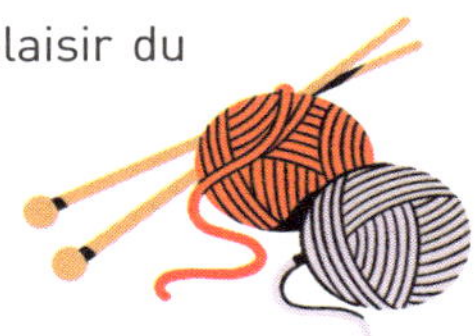

2. Bricoler ou tricoter : une forme de méditation

Être complètement concentré sur son ouvrage, au point de ne pas voir le temps passer, « comme l'enfant absorbé dans son jeu », est déjà une forme de méditation, assure le psychiatre Christophe André, l'un de ses pionniers dans l'Hexagone.

3. Lire encore et toujours

Le concept de « littérature qui soigne » est né en 1916 dans les hôpitaux américains pour guérir les troubles post-traumatiques des militaires. Qui ne s'est pas encore rendu compte qu'un livre peut nous transporter, nous réconcilier avec nous-même ou avec le monde ?

4. Écrire pour soi

Il ne s'agit pas de se lancer dans un roman (quoique, si cela vous dit…), mais d'évacuer les ruminations qui polluent notre mental en les couchant par écrit, ce qui permet de prendre de la distance par rapport aux événements qui nous perturbent, de trier dans ses pensées et d'y voir plus clair sur la conduite à adopter. Il suffit d'un papier et d'un stylo pour se protéger d'un stress trop intense, et améliorer en même temps sa mémoire et son sommeil.

5. Lancer des projets

À court ou long terme, ce sont eux qui donnent envie de se lever le matin. Si vous manquez tellement d'énergie, que vous n'avez plus aucune envie, se projeter dans l'avenir, c'est déjà aller mieux (profil 3). Et en pratique ? Pas besoin de viser la lune, il suffit déjà de se laisser entraîner par l'amie qui vous invite au cinéma ou de planifier une sortie, un week-end, les prochaines vacances ou tout autre réalisation future.

LE BON CONSEIL DE Dr. Good!

Plaisir *vs* devoir : on fait le tri

Demandez-vous ce que vous faites par plaisir et ce que vous faites par devoir. Une fois les choses identifiées, faites en sorte de mettre un peu plus de plaisir et un peu moins de devoir dans votre quotidien. Il est important de se ménager des moments de respiration. Quitte même à prévoir des « trous » dans la semaine… durant lesquels on ne prévoit rien.

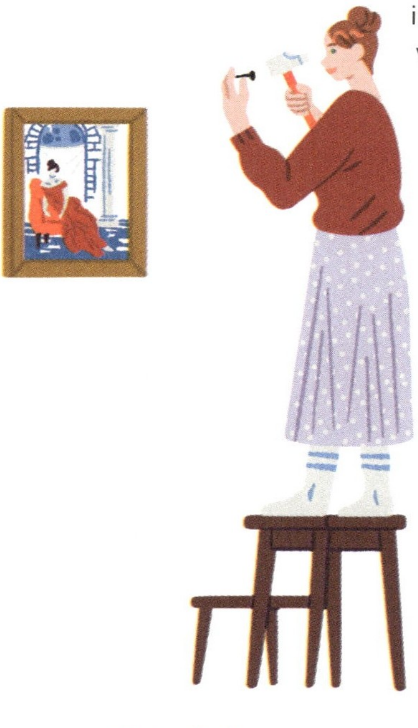

Mes rituels feel good

Je fais vibrer les couleurs de la maison

Le décor que nous aménageons, tout comme notre garde-robe, peut contribuer à chasser les idées noires. Il est temps que l'expression « en voir de toutes les couleurs » cesse d'avoir une connotation négative !

En pratique

Et si vous tentiez de créer une ambiance claire (bienvenues les bougies ou lumières douces), cosy et rassurante dans certaines pièces ? Et pourquoi pas de suspendre dans une autre des rideaux orange (effet soleil garanti toute l'année), ou de la parsemer de coussins turquoise qui réveillent l'énergie ? Tout est une question de juste dosage pour un bon équilibre.

Je m'habille happy

Nos vêtements peuvent aussi donner un coup de pouce pour regonfler notre humeur, comme enfiler un pull jaune ou un pantalon rouge par jour de pluie, histoire de narguer la météo !

En pratique

Le matin, prenez le temps de choisir la tenue qui vous met dans les meilleures conditions possibles pour la journée qui vous attend. On se sent plus combatif et chaleureux dans des couleurs chaudes (orange, jaune, rouge), tandis que les froides (bleu, violet, vert) aident, dit-on, à être concentré. Et, parfois, poser un vernis de couleur sur ses ongles suffit à reprendre un peu de poil de la bête.

L'ACHAT NE FAIT PAS LE BONHEUR

Augmenter l'étendue de ses biens matériels ne rend pas plus heureux, affirmait une étude de 2005 (Leaf Van Boven, *Review of General Psychology*, 9) selon laquelle vivre des expériences (un voyage, une sortie, etc.) procure un bonheur plus durable. Une nouvelle étude de janvier 2021 (revue PLOS One) enfonce le clou : les sociétés les moins centrées sur l'argent seraient aussi les plus aptes à se déclarer heureuses (à condition tout de même d'avoir de quoi manger, d'être en sécurité et entouré d'une solide communauté).

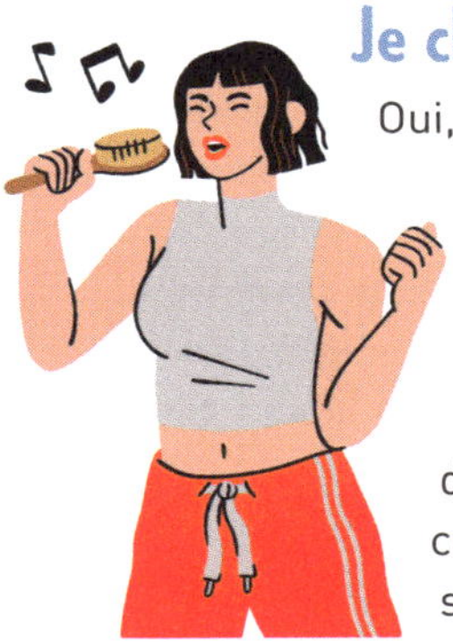

Je choisis une playlist doudou

Oui, c'est prouvé, la musique nous fait du bien ! Grâce à ses vibrations qui touchent notre système limbique. Des thérapeutes s'en servent même pour soulager les douleurs. En 1974, Alfred Tomatis, chercheur précurseur, démontra les bienfaits que l'écoute des concertos pour violon de Mozart avait produits sur ses patients souffrant d'insomnie, de dépression ou d'anxiété.

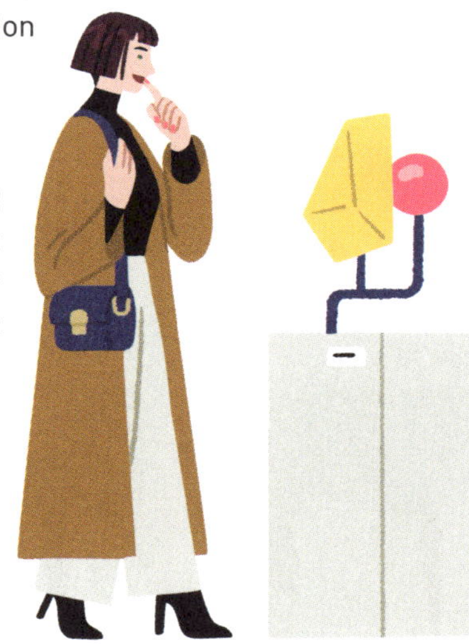

En pratique

On se prépare vite une playlist pour les jours « sans ». Jazz ou classique ; rock, rap ou reggae ; chanson ou opéra, tout est bon tant que cela nous procure des émotions positives. Pour l'anecdote, la chanson qui rendrait le plus de gens heureux est *Don't stop me now* du groupe Queen.

Je sors !

Admirer des tableaux ou des sculptures, assister à une pièce de théâtre « regonfle » la joie de vivre, en mettant en contact avec ce que l'être humain produit de meilleur. Plus prosaïquement, notre production de cortisol diminue, notre cœur ralentit, notre corps se détend, tandis que notre cerveau sécrète de la dopamine (hormone de l'élan vital), de la sérotonine (antidépressive), des endorphines et de l'ocytocine (hormone de l'attachement), explique Pierre Lemarquis, neurologue.

En pratique

Vous allez mal ? Allez au musée, dans les galeries, dans une artothèque ou au ciné selon vos goûts !

Je cultive ma vie sociale

Le besoin d'être ensemble, de partager, d'échanger est inscrit dans notre ADN comme essentiel à notre équilibre psychique. Il est même prouvé qu'il nous aide à vivre plus vieux. Il ne faudrait pas que l'essor du télétravail ou les restrictions dues à la Covid nous le fassent oublier. Combien de fois par semaine voyez-vous des amis, même simplement pour un café ? Si votre score est inférieur à 3, il est temps d'ouvrir votre carnet d'adresses et de vous forcer un peu ! Entretenir ses relations exige d'y consacrer un certain temps. Ce n'est pas une raison pour toujours repousser à demain.

En pratique

Vous n'avez pas très envie de voir du monde ? Tant pis : passez un coup de fil, envoyez un SMS ou une carte postale, proposez un troc de livres ou d'arroser leurs plantes à vos voisins, inscrivez-vous dans une association pour rencontrer des personnes qui ont le même projet ou les mêmes valeurs que vous. Bref, forcez-vous à sortir de votre coquille par tous les moyens ! Partager des moments complices donne tellement d'entrain et de joie ! (nécessaire pour le profil 2).

LE BON CONSEIL DE Dr.Good!

On déconnecte (pour de vrai)

Peur de rater quelque chose, d'être désavoué, ou impression de ne pas exister en l'absence de réponses aux messages postés... Si les réseaux sociaux peuvent aider à garder le contact avec des proches, plus leur utilisation est importante, plus ils ont un impact négatif sur la santé mentale, comme le confirme une récente étude (*American Journal of Preventive Medicine*, déc. 2020). De la même manière, restreindre sa présence sur les réseaux sociaux à 30 minutes par jour pendant trois semaines améliore l'humeur.

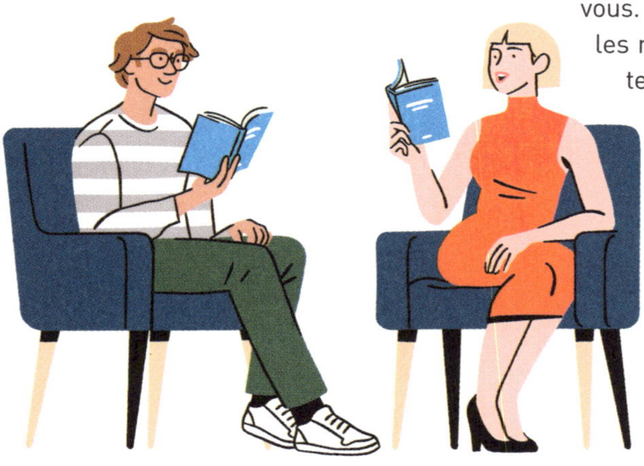

Je m'adonne aux câlins

Le toucher nous est vital. Prendre dans ses bras, tenir la main, faire un baiser ou une légère caresse sur la joue, tous ces petits gestes de tendresse apaisent, rassurent et mettent du baume au cœur. Il existe même une journée internationale des câlins (le 21 janvier) et des « bars à câlins » au Japon et aux États-Unis.

En pratique

Se mettre au « hug » (embrassade en anglais) le plus souvent possible... Des études ont évalué la dose quotidienne nécessaire à notre survie : 7 minutes ou 4 câlins par jour. Avec son conjoint, ses enfants, ses amis... et aussi avec son animal familier. Les chats notamment sont de formidables compagnons antistress !

Je fais l'amour

Les caresses et les câlins (érotiques cette fois !) libèrent de l'ocytocine, au bout de 20 secondes d'une simple étreinte. Cette hormone fait se sentir bien et en confiance, dans un climat de douceur. Jouir déclenche un véritable « orage orgasmique neuronal » qui réveille l'ensemble du cerveau, et provoque notamment un afflux de sérotonine et de dopamine. Sans compter qu'il n'existe pas de meilleur remède contre l'insomnie !

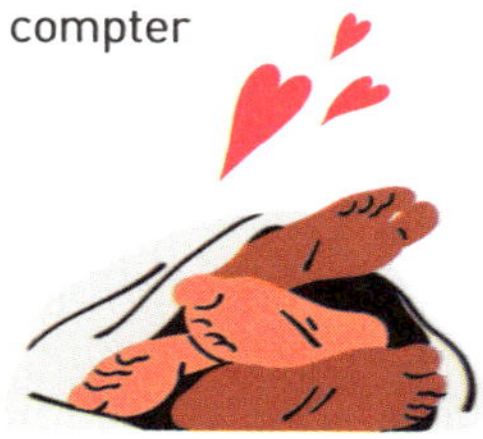

En pratique

Difficile de donner une injonction ici, mais une vie sexuelle épanouie fait partie intégrante du bien-être. Et n'oublions pas que « l'appétit vient en mangeant ».

L'humour, « une arme magnifique »

Rire chasse les nuages

Encore un merveilleux antidote à la morosité ! Rire est tout sauf futile. Même la très sérieuse Fédération française de cardiologie lui consacre un chapitre sur son site. Gloussements et éclats de rire incontrôlés réduisent la production de cortisol, l'hormone principale du stress ; ils amplifient notre respiration, procurant immédiatement un sentiment de bien-être et sollicitent de nombreux muscles (pourquoi croyez-vous qu'un fou rire fait mal au ventre ?). Véritable pompe à endorphines, le rire exerce ainsi un effet bénéfique sur notre sommeil et notre énergie sexuelle. Partager un fou rire entraîne un bien-être physique durant l'heure qui suit, sans compter qu'il crée de l'intimité et de la complicité entre les rieurs.

400

C'EST LE NOMBRE DE FOIS PAR JOUR QUE NOUS RIONS ENFANT. IL EST EXCEPTIONNEL DE LE FAIRE MÊME SEULEMENT DIX FOIS ÉTANT ADULTE.

Je me constitue un répertoire anti-coup de blues

Ne pas se prendre trop au sérieux dédramatise les situations. Tout le monde n'est pas capable d'autodérision, mais il est possible de s'entraîner à voir les choses sous un meilleur angle, en s'autoprescrivant chaque jour un dessin d'humour, un sketch de stand-up, une vidéo décalée ou une comédie. *Les Tontons flingueurs*, *Babysitting* ou encore une bonne vieille toile de

De Funès, Gad Elmaleh ou Florence Foresti : à chacun de se constituer son stock de réconfort préféré. Un vaccin efficace à 99,9 % quand la tristesse pointe le bout de son nez (surtout pour le profil 4).

Remède SOS : les séances de yoga du rire

Ultime recours pour ceux qui n'ont pas reçu l'humour en héritage, les séminaires et clubs du rire continuent de « pousser comme des champignons ». Même un peu forcé au départ, le rire dans lequel le coach entraîne ses élèves devient vite contagieux, libérateur et apaisant. Pour trouver un club, consulter la page annuaire du site www.yoga-du-rire-observatoire.info

LE BON CONSEIL DE Dr.Good!

Chantez sous la douche (même faux) !

Des chercheurs britanniques de l'Imperial College of London ont démontré que, ténor ou casserole, cela entraîne dans tous les cas des sécrétions de dopamine et d'endorphines, les hormones du bonheur.

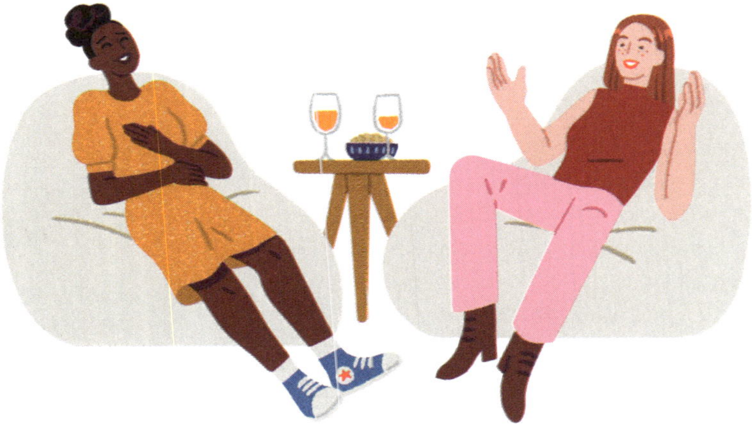

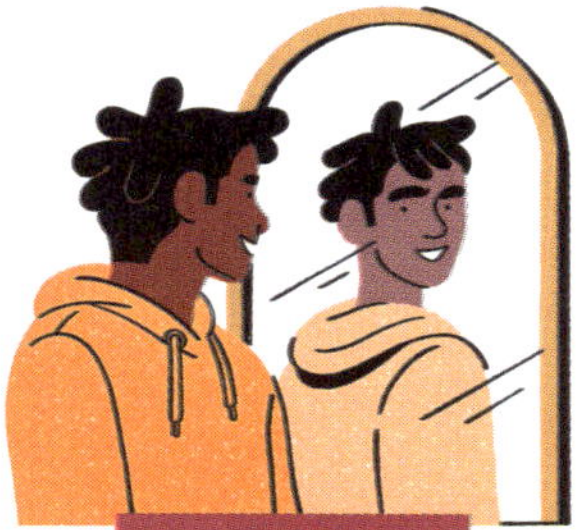

Chapitre 4

Je pratique la psychologie positive

Ce puissant remède propose de transformer notre manière de penser, de ressentir et d'agir pour notre plus grand bonheur et celui de tous. La clé ? PO-SI-TI-VER. Pour être plus heureux, il suffit, somme toute, d'un peu d'entraînement.

J'accueille mes émotions (et je les gère)

Voir le verre à moitié plein plutôt qu'à moitié vide. C'est un résumé très sommaire de la pensée positive, cette approche qui contribue à nous faire voir la vie de façon plus positive et à favoriser notre épanouissement. La bonne nouvelle ? Notre cerveau est tout à fait capable de suivre cette voie si on l'entraîne un peu...

Apprendre à les accepter

La plupart des émotions fortes entraînent des manifestations physiques (le visage rougit, les mains transpirent, le rythme cardiaque s'accélère, etc.). Devant votre miroir, demandez-vous : « Comment je me sens aujourd'hui ? ». Nommer sa tristesse, ou sa peur, c'est déjà en guérir un peu. En effet, la première étape consiste à accepter son ressenti, sans chercher à le juger. Avant d'apprendre comment l'exprimer et le gérer de façon constructive.

En pratique

Quand une situation nous touche émotionnellement, demandons-nous ce qu'elle réveille en nous : un souvenir d'enfance ? une personne du passé ? un épisode familial ? Identifier la source de notre colère ou de notre souffrance peut contribuer à diminuer son impact sur notre vie actuelle.

Éviter de les refouler

Amitié trahie, déboires sentimentaux… face aux désillusions, une réaction fréquente consiste à se couper de ses émotions. On enfouit ses sentiments pour s'en débarrasser, si bien qu'à la longue, on en veut à la terre entière ou on se retrouve déprimé sans savoir pourquoi. Ou bien on mène sa vie comme un cheval fou, car l'action peut être une drogue (ne dit-on pas « se défoncer » au boulot) ou un paravent contre l'angoisse. Refouler ses émotions est contre-productif. Cela ne fait qu'accroître leur pouvoir. Alors que si on apprend à les accepter, elles nous aident à mieux nous connaître.

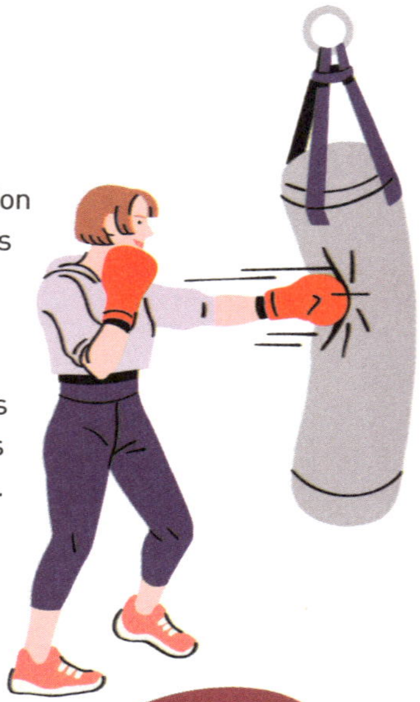

En pratique

- **Ne pas se retenir !** Quand le vase déborde, laissez couler les larmes, ou exprimez votre frustration sur papier, en musique ou en faisant de la course à pied. Vous retrouverez plus rapidement votre sérénité.
- **Les exprimer.** Souvent on n'ose pas le faire à cause du regard que les autres portent sur nous. Plutôt que les garder pour nous, il ne faut pas hésiter à exprimer les émotions que nous ressentons : « Je me suis sentie humiliée, triste, en colère… ».

Utiliser la technique du leurre

Ce petit exercice, tout simple, permet de tromper notre esprit envahi par une émotion négative. En effet, notre cerveau ne pouvant gérer qu'une émotion à la fois (quand on est triste, difficile d'être zen en même temps), on va donc détourner son attention.

En pratique

L'exercice ne prend que 5 minutes (on peut le répéter aussi souvent que possible).

1. Asseyez-vous en tailleur sur un coussin ou sur une chaise, les mains sur les genoux, le dos droit.
2. Fermez les yeux et respirez naturellement, calmement, profondément.
3. Trouvez un mot ou une phrase qui vous fait du bien et répétez-le comme un mantra. Vous pouvez caler la répétition sur votre souffle, par exemple en le prononçant sur chaque expiration.

DITES-MOI DR.GOOD ?

C'est normal d'être hypersensible ?

Vous prenez tout à cœur et chaque événement vous touche plus que la moyenne des gens ? Si vous êtes devenu brusquement hyperémotif alors que vous ne l'aviez jamais été, c'est plutôt un signal d'alarme à prendre au sérieux. Mais si vous êtes né particulièrement réactif aux stimulations extérieures, vous faites partie des 20 % (environ) de Français hypersensibles. Cette fragilité fait aussi votre singularité et peut se transformer en force : elle vous rend plus réceptif aux jolies choses de la vie, plus créatif et plus empathique. Vous ne faites rien à moitié, mais vous pouvez transmettre votre enthousiasme.

4. Au bout de quelques minutes, le calme revient : l'émotion est passée au second plan.

Se lancer dans la méditation de pleine conscience

Empruntée à la tradition bouddhiste, elle consiste à se concentrer sur ses sensations, sa respiration, ses émotions, ses pensées, sans émettre de jugement de valeur. Cette pause permet de chasser à la fois les tensions physiques et les ruminations mentales. La méditation provoque une sécrétion d'endorphines qui améliore l'humeur, diminue l'angoisse, la colère et le risque de déprime.

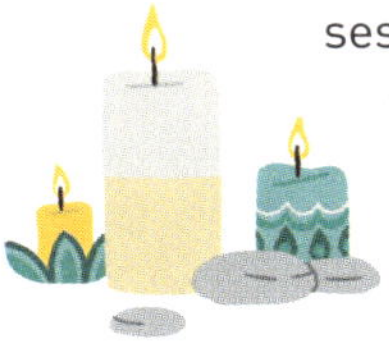

LE COUP DE POUCE

Il existe de nombreuses méditations guidées à l'aide de supports audio ou vidéo, ou des applications pour smartphone comme Calm, Petit Bambou, Namatata...

En pratique

Voici un petit exercice simple à effectuer chez vous, dans un endroit calme.

- Asseyez-vous en tailleur (sur un tapis de yoga, un coussin ou une simple chaise) ou juste le dos droit (sans crisper les épaules), les mains posées, relâchées, sur vos genoux ou sur vos cuisses.
- Fermez les yeux ou fixez-les sur un mur blanc.
- Concentrez-vous sur votre respiration. Sentez le souffle qui pénètre votre corps, s'y diffuse dans chaque recoin, puis s'en échappe.
- Des pensées, des émotions, vont traverser votre esprit. Observez-les de l'extérieur, sans vous y accrocher (« tiens, je pense à mon fils », « à ce travail qui m'attend demain »), en spectateur. Regardez-les passer puis s'envoler de votre tête comme un papillon. Et recentrez-vous sur votre souffle.
- Efforcez-vous à une pratique quotidienne, au meilleur moment pour vous (réveil ou coucher). Commencez par 2 minutes, puis 5, puis 10, etc. en augmentant un peu chaque semaine. Lorsque vous serez devenu un « pro », vous pourrez méditer n'importe où, par exemple en voiture, dans un embouteillage, quand vous sentez l'énervement monter.

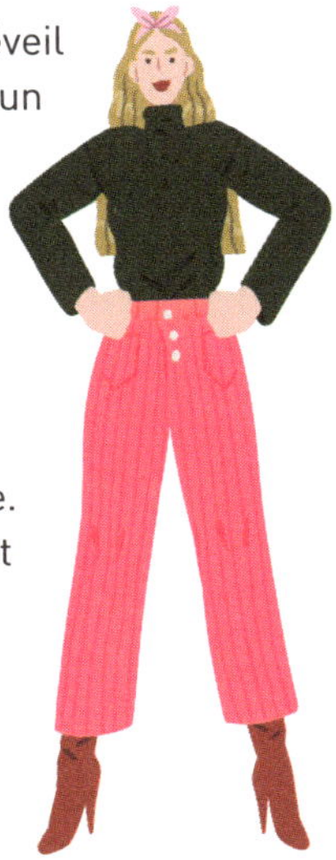

J'adopte la méthode Coué

Basique, mais efficace, la pratique de l'autosuggestion a de nouveau le vent en poupe. Il ne s'agit pas de nier les problèmes. Mais de calmer cette tendance à ruminer et à être pessimiste en toute circonstance qui n'aide guère à les résoudre.

Quand je tombe, je me relève

L'image est connue : quand on tombe de cheval, il faut remonter en selle aussitôt (ne pas se laisser « désarçonner »). Inutile d'en rajouter en culpabilisant, cela

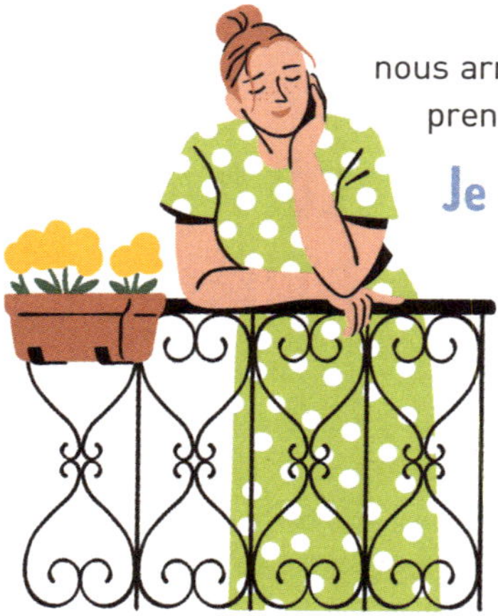

nous arrive à tous ! Mieux vaut regarder l'échec comme une chance de comprendre ce qui ne va pas et commencer à réagir pour changer les choses.

Je pratique l'autocompassion

Si vous êtes trop sévère avec vous-même, faites taire cette petite voix critique, en imaginant que vous vous adressez à un ami à réconforter : montrez-vous aussi bienveillant à votre égard que vous le seriez avec lui. Nous avons tous besoin d'encouragements ! Quand vous êtes déprimé ou débordé, face au miroir, en vous souriant, dites-vous des phrases qui font du bien : « je vais faire de mon mieux » ; « je vais prendre du temps pour moi » ; « je vais trouver une solution à mon problème ». Le cerveau va recevoir ces affirmations comme « vraies » et enclencher un cercle vertueux !

J'emploie la technique des petits pas

Lorsqu'une tâche à effectuer nous paraît trop difficile, la solution consiste à adopter la tactique des petits pas, en la décomposant en plusieurs étapes, que l'on peut aborder l'une après l'autre, à notre rythme. La montagne devient bien moins difficile à gravir, et se révèle à notre portée. Autre levier qui soulage d'un poids : cesser de se sentir responsable de tout et de tous. Et n'oubliez pas de vous réjouir et de vous féliciter de vos succès.

Je m'efforce de voir le verre à moitié plein

Je regarde la vie en stéréo

« Nous nous agaçons du chauffe-eau en panne, mais qui pense à se réjouir chaque matin d'avoir une douche chaude ? », illustre le psychiatre Christophe André. L'idée est simple : accorder autant d'attention au positif qu'au négatif. Les personnes heureuses ne sont pas celles qui n'ont pas de problèmes. Ce sont celles qui parviennent à voir le bon côté de la vie malgré les difficultés. Si nous sommes contraints à des renoncements, concentrons-nous sur ce qui est encore possible au lieu de cultiver les regrets. « Si tu vois tout en gris, déplace l'éléphant », conseille un adage indien. Et en pratique ?

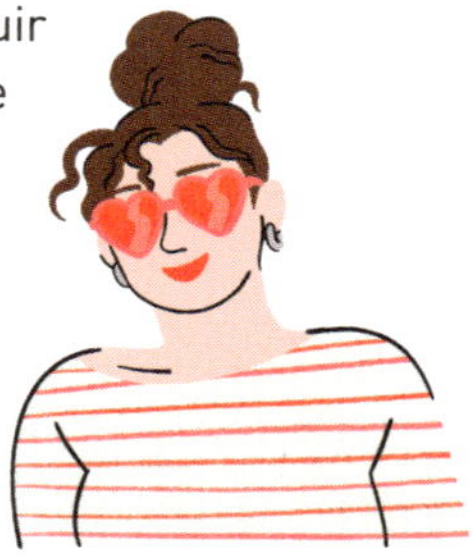

Pratiquer l'autosuggestion positive

Entreprendre de noter dans un journal les événements les plus positifs que nous avons vécus dans la journée (il y en a bien plus que vous ne croyez) et comment nous y avons contribué. Une étude montre qu'après 6 semaines de ce travail le moral remonte.

Teinter en rose le quotidien

Avec un peu d'entraînement, on peut repeindre la couleur des jours. Aimer la pluie, car elle rend inutile d'arroser les plantes ; supporter ce surcroît de travail en se disant qu'il va permettre de financer les vacances ; les enfants font les fous… ils sont en bonne santé et remplissent la maison de vie. Plus on s'entraîne à voir du positif dans la vie, plus cela devient un automatisme.

Créer une boîte à bonheur

Concevoir une « boîte à bonheur », emplie de souvenirs qui nous font chaud au cœur – photo, parfum, lettre, objet, diplôme, etc. – et l'ouvrir régulièrement, surtout quand on n'est pas au top de sa forme.

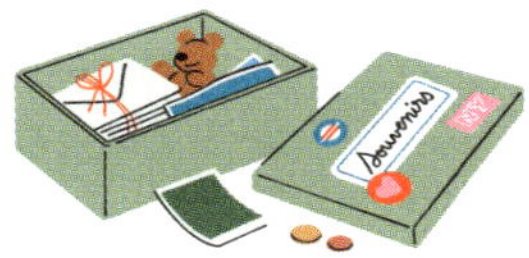

À bas le perfectionnisme !

Quand on tient à ce que tout soit parfait en permanence (au travail, à la maison…), on a de grandes chances de vivre en surchauffe (bonjour la charge mentale !). Pour se sentir mieux, on essaie d'apprendre à se contenter de moins. Tout n'a pas besoin d'être au cordeau pour être apprécié, non ? « Le mieux est l'ennemi du bien » comme dit le proverbe. Et en pratique ?

Relativiser !

Face à une situation qui nous met la pression, posons-nous honnêtement la question : « Si je ne fais pas ça, que va-t-il se passer ? », puis « Et alors, est-ce si grave que ça ? ». Il y a fort à parier que la deuxième réponse vous aidera à calmer vos exigences.

Cesser la procrastination

On se projette dans des scénarios catastrophes. Quand, en plus, on ambitionne de rendre le travail du siècle, fréquemment cela aboutit à repousser le moment d'entreprendre par crainte de ne pas être à la hauteur. C'est ce qu'on appelle la procrastination. Nous croulons déjà sous les injonctions de performance, inutile d'en rajouter. Nul n'est parfait, alors fixez-vous des objectifs réalistes, puis foncez, en acceptant de vous tromper.

Stop à la râlerie !

Le pain trop cuit, le bus en retard, la météo pourrie… Râler est un sport national (entre 15 et 20 fois par jour !) que l'on pratique souvent pour des choses insignifiantes. Cela nous maintient dans une insatisfaction permanente qui gâche notre quotidien. La bonne idée : cesser d'exagérer chaque mini-contrariété et prendre les choses avec plus de détachement : « il n'y a pas mort d'homme » ! (surtout si vous êtes profil 1).

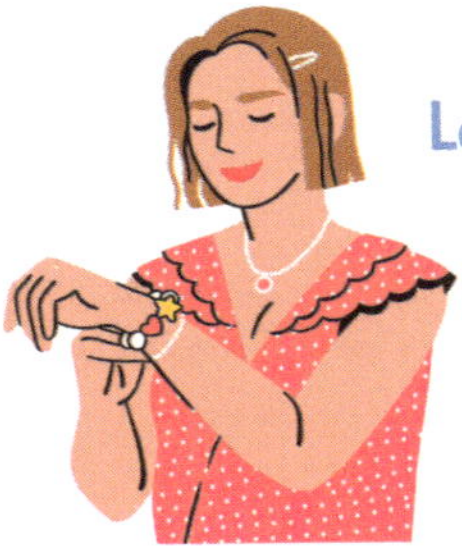

Le test du bracelet

Pour mesurer ses progrès, on peut adopter cette astuce : mettre un bracelet à son poignet et le changer de côté à chaque fois que l'on se surprend à ronchonner. Les premiers jours, la valse peut nous surprendre !

Arrêter d'interpréter négativement

Un regard bizarre d'un collègue, un manque d'enthousiasme de son conjoint… au moindre nuage, nous avons tendance à échafauder des suppositions qui nous remettent en cause. Aurions-nous raté quelque chose, mal fait autre chose ? On se met à cogiter, à ruminer… C'est ce qu'on appelle la distorsion cognitive : on déforme une situation et cela nous met dans un état de stress et d'anxiété.

Le test des colonnes

Pour faire la lumière sur nos pensées en fonction des situations et mieux identifier ces distorsions, on réalise un tableau sur une feuille de papier. On trace trois colonnes. Dans la première on écrit la situation (où, quand, comment, qui). Dans la deuxième, nos pensées, nos émotions. Dans la troisième, notre interprétation (que l'on évalue sur une échelle de 0 à 100 %). Par exemple : « il ne m'a pas souri, cela me rend triste, c'est qu'il ne m'aime plus ». À présent, si on essayait de traduire différemment ? Cela donnerait : « il ne m'a pas souri parce qu'il était occupé ». Et voilà que les pensées « distordues » n'ont plus lieu d'être !

DITES-MOI DR.GOOD ?

Sommes-nous tous victimes de « l'infobésité » ?

Le monde de « l'information » n'est, souvent, qu'un florilège de mauvaises nouvelles (on parle des trains en retard, pas de ceux qui arrivent à l'heure…). Sans compter que l'on se sent impuissant face à ces nouvelles anxiogènes, ce qui accroît les dégâts sur le psychisme. La bonne idée ? Oser se déconnecter parfois des infos en continu.

Je découvre la force de la bienveillance

Être gentil, ça fait du bien…

Non, être gentil ce n'est pas être faible. C'est l'image que certains ont voulu coller à la compassion, la bienveillance, l'empathie (la capacité à se mettre à la place des autres). Mais si ces notions font partie intégrante de la psychologie positive, c'est parce que la réalité est tout l'inverse : quand on fait du bien, on se fait du bien. Et, oui, comme dans les films, c'est le gentil qui gagne à la fin !

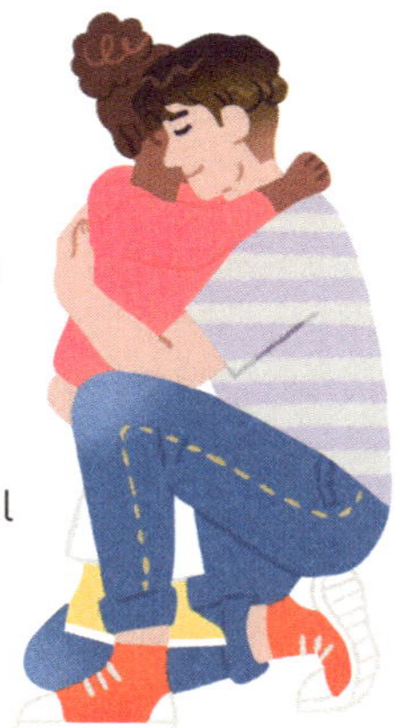

Je fais des « exercices de gratitude »

C'est important de dire « merci, vous m'avez beaucoup donné » autant pour nous que pour ceux auxquels nous manifestons notre reconnaissance. Au moins trois fois par semaine, il faudrait remercier le boulanger parce qu'on aime son pain, un ami pour sa fidèle présence. On peut aussi tenir un journal de gratitude à remplir le matin, pour commencer la journée du bon pied, ou le soir, pour récapituler les points positifs de la journée.

... Et l'altruisme aussi

« Le bonheur appartient à celui qui en donne aux autres. » dit le chat de Philippe Geluck. Lorsqu'on tient la porte à un passant, qu'on aide un ami à déménager, on active en effet les mêmes zones de satisfaction dans notre cerveau que lorsque nous éprouvons un plaisir physique. Tout geste altruiste diminue la production d'hormones de stress et stimule celle de sérotonine, à la fois chez la personne qui l'effectue, chez celle qui en bénéficie et chez celle qui en est témoin... Puissant non ?

Cultiver la générosité

On pense souvent qu'il faut d'abord être bien avec soi-même pour être bien avec les autres. Mais l'inverse est également vrai : si on se tourne vers les autres avec générosité, on va aussi se sentir mieux et découvrir le meilleur de nous-même. L'équipe de Jordan Grafman, à l'université de Bethesda (États-Unis), a montré que le circuit de la récompense – et donc du plaisir – est activé de manière comparable lorsqu'on reçoit un cadeau ou lorsqu'on fait un don.

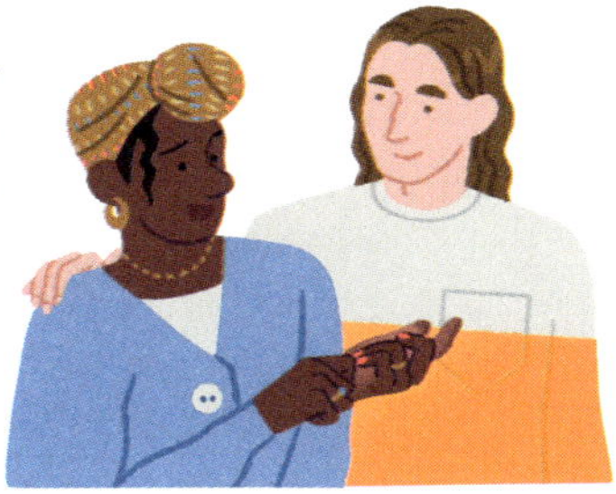

Les bienfaits de la bienveillance

Toute bonne action, même impromptue, comme aider son voisin à faire ses courses ou une personne âgée à traverser la rue, est bénéfique. Il n'y a pas vraiment de règle (une fois par jour, c'est déjà bien). Une analyse parue en août 2020 et reprenant 201 études consacrées à ce thème montre même que ces actions sont plus fortement associées au bien-être qu'une démarche plus formelle, comme être bénévole dans une association. Alors, dès que l'occasion se présente, faites preuve de générosité, sans hésiter !

L'ordonnance santé

Vous l'avez vu, les moyens ne manquent pas pour se remonter le moral. Voici un rappel des principales ressources à mettre en œuvre.

1. *La priorité : lutter contre le stress.* Plantes, homéopathie, massages, sexualité, relaxation, etc., chacun peut piocher dans une vaste panoplie pour constituer son « ordonnance zénitude » personnelle.
2. *Veiller à l'équilibre de ses neuromédiateurs.* Lumière, nature et activité physique sont les trois piliers indispensables à notre bien-être. D'autres outils tels que l'humour, la lecture ou l'écriture aident notre cerveau à bien fonctionner.
3. *Améliorer son hygiène de vie.* Cela passe par une bonne alimentation, mais aussi par la restauration d'un meilleur équilibre entre vie personnelle et vie professionnelle, et le soin de s'accorder suffisamment de pauses pour la détente et les plaisirs.
4. *S'entourer de beauté.* Paysages, œuvres d'art, musique, etc. reconnectent à ce qu'il y a de plus noble et d'éternel en l'être humain. Un moyen à la portée de tous pour trouver du sens à la vie et lui donner davantage de saveur. Se consacrer à une activité manuelle ajoute le plaisir – et la fierté – de contribuer à créer de l'harmonie.
5. *Ne pas s'isoler.* L'être humain est un animal sociable. Il a besoin de chaleur humaine « en présentiel », de partage, de soutien et de contacts « peau à peau ».
6. *Vivre au présent.* On se dit « je serai heureux quand j'aurai trouvé un boulot », « rencontré l'amour », etc. Ça nous empêche de connaître le bonheur. La psychologie positive montre le chemin pour le cueillir chaque jour.

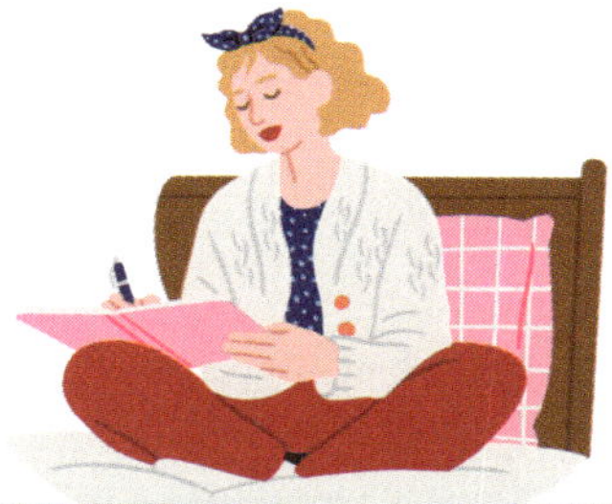

On se revoit dans 6 mois...

Le baromètre de votre humeur pointe-t-il désormais généralement sur « plein soleil » ? Ou votre moral s'est-il du moins amélioré ? On vous propose de dresser un bilan pour en juger et voir ce que vous pourriez encore modifier dans le cas où les premiers changements n'auraient pas été suffisants.

Avez-vous rectifié votre alimentation ? Cela vous a-t-il aidé ?	☐ OUI	☐ NON
Faites-vous davantage d'activité physique en plein air ? Cela vous a-t-il aidé ?	☐ OUI	☐ NON
Consacrez-vous davantage de temps à votre vie amoureuse et à vos loisirs ? Cela vous a-t-il aidé ?	☐ OUI	☐ NON
Avez-vous testé des techniques antistress ? Cela vous a-t-il aidé ?	☐ OUI	☐ NON
Avez-vous eu recours à des remèdes complémentaires (plantes, homéopathie, huiles essentielles, etc.) ? Cela vous a-t-il aidé ?	☐ OUI	☐ NON
Avez-vous essayé de vous ancrer davantage dans le présent ? Cela vous a-t-il aidé ?	☐ OUI	☐ NON
Avez-vous réduit le temps passé sur les écrans ? Cela vous a-t-il aidé ?	☐ OUI	☐ NON
Avez-vous commencé à rédiger un « journal intime » ? Cela vous a-t-il aidé ?	☐ OUI	☐ NON
Avez-vous testé la méditation ? Cela vous a-t-il aidé ?	☐ OUI	☐ NON

Vous avez constaté des progrès, mais votre moral fait encore des montagnes russes ?
Ne vous découragez pas, il y a sûrement encore pas mal de moyens que vous n'avez pas exploités.

Pour en savoir plus

Des sites pour lutter contre la solitude :

www.astree.asso.fr : L'association a pour but de recréer du lien ; elle accompagne les personnes fragilisées.
www.petitsfrèresdespauvres.fr : Cette association œuvre auprès des personnes âgées isolées.

Des ouvrages à mettre sur l'étagère :

Pour les vertus de la nature

Natura, Pascale d'Erm, Les liens qui libèrent, 2019.

Pour les automassages

Pratiquez le shiatsu, Jean-Louis Abrassart, Guy Trédaniel, 2020
Le Grand Livre des fleurs de Bach et des élixirs floraux, de Pascale Millier, Eyrolles, 2021.

Pour cultiver son bonheur

La Contagion du bonheur. Découvrez l'antivirus des pensées compulsionnelles, Franck Martin, Eyrolles, 2021. Des outils issus de la psychologie positive pour calmer notre mental destructeur.
Bien dans sa tête, bien dans ses baskets ! Les pensées qui soignent, Christophe André et Michel Le Van Quyen, J'ai Lu, 2021. Un concentré de sagesse et de conseils pratiques, sous forme de conversation.
L'Invitation à la beauté. L'ouverture au monde par l'empathie esthétique, Pierre Lemarquis, Vrin, 2019)

Pour arrêter de ruminer

J'arrête de râler, Christine Lewicki, Eyrolles, 2011.

Pour trouver les auteurs avec lesquels vous vous sentez en phase

Remèdes littéraires, Elia Berthoud et Susan Elderkin, Le livre de poche, 2016. Les meilleurs romans adaptés à votre cas (que vous souffriez d'abandon, d'alcoolisme, d'insomnie, de jalousie, de solitude, etc.)

Bibliothérapie : 500 livres qui réenchantent la vie, Héloïse Goy et Tatiana Lenté (créatrices du blog Peanut Booker), Hachette pratique, 2019. Et prolongez ce plaisir avec *Le journal de mes livres. Un livre à compléter* des mêmes autrices, même éditeur, 2019.

Pour vous familiariser davantage avec la psychologie positive

Tous les ouvrages de Christophe André et de Florence Servan-Schreiber, mais aussi les livres de Thierry Janssen, d'Yves-Alexandre Thalmann, de Jacques Lecomte et de Mihaly Csikszentmihalyi.

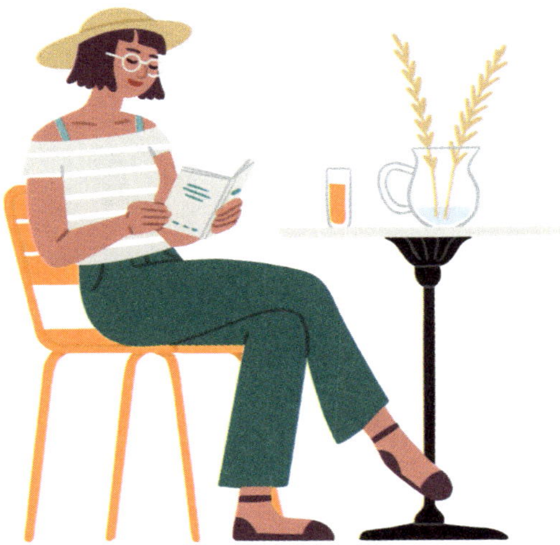

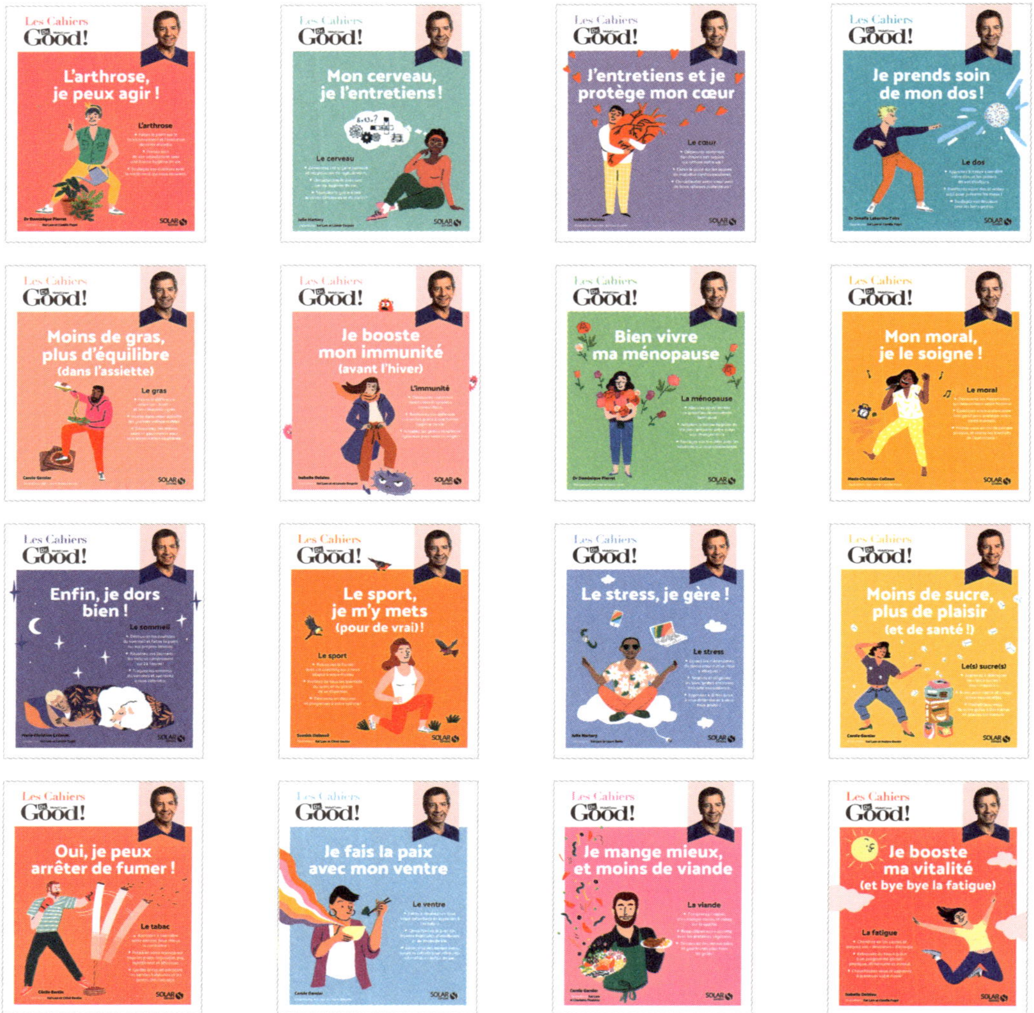

Direction : Jean-Louis Hocq
Direction éditoriale : Marion Guillemet
Collaboration éditoriale : Stéphane Dellazzeri
Responsable d'édition du projet : Lama Younès Corm
Suivi de production éditoriale : Camille Batschelet-Prieur
Conception de la maquette intérieure et de la couverture : Stéphanie Brepson
Photo de couverture : © Alex Mahieu
Correction : Christiane Mouttet
Mise en pages : Nord Compo
Fabrication : Laurence Duboscq

ISBN : 978-2-263-17516-9
Code éditeur : L17516
Dépôt légal : octobre 2021
Imprimé en France par Clerc

Solar, un département Edi8
92, avenue de France
75013 Paris